VIRUS DEL NILO OCCIDENTAL ¿ESTAMOS PREPARADOS?
Una perspectiva *One Health*

Rafael Jesús Astorga Márquez

Rosana Domingo Ortiz

Ignacio García Bocanegra

Inmaculada Luque Moreno

Clara Marín Orenga

Consuelo Rubio Guerri

Carmen Tarradas Iglesias

Santiago Vega García

Prólogo

La fiebre del Nilo Occidental (FNO) está producida por un arbovirus de la familia *Flaviviridae* (virus del Nilo Occidental [VNO] / virus West Nile [WNV]) que afecta principalmente a aves, aunque también a mamíferos, pudiendo causar enfermedad tanto en caballos como en personas. Se transmite por la picadura de un vector artrópodo, tratándose generalmente de mosquitos del género *Culex* (*C. pipiens* y *C. modestus* en Europa y *C. perexiguus* en el sur de Europa). Los équidos y las personas actúan de fondo de saco epidemiológico, es decir, padecen la infección y en algunos casos la enfermedad, pero no la transmiten ni actúan como reservorios. La mayor parte de las infecciones en personas y équidos son asintomáticas, pero un pequeño porcentaje puede desarrollar una forma neuroinvasiva grave de la afección, caracterizada por un cuadro de encefalomielitis que a veces puede ser mortal.

En aplicación del Programa Nacional de Vigilancia de la enfermedad, anualmente se recogen muestras de équidos y aves que son analizadas por los laboratorios autonómicos y por el Laboratorio Central de Veterinaria (LCV) de Algete. Dicho Programa de Vigilancia tiene un componente de vigilancia pasiva, analizándose aves y équidos que muestren sintomatología clínica compatible con la enfermedad y un componente de vigilancia activa, mediante el empleo de animales centinela, que incluye équidos y aves. Además, contempla la identificación y el análisis de mosquitos en las zonas de mayor riesgo de círculación del virus (vigilancia entomológica).

Este Programa Nacional de Vigilancia de la FNO ha permitido detectar durante la estación de transmisión 2020 (junio-noviembre) la circulación del virus en aves y équidos en las comunidades de Andalucía y Extremadura, así como en el delta del Ebro, en la provincia de Tarragona, áreas geográficas consideradas de riesgo por la existencia de humedales con poblaciones importantes de aves y mosquitos.

En 2020, basándose en el Programa Nacional de Vigilancia, se han notificado hasta la fecha un total de 87 focos en équidos, 4 en explotaciones centinelas (vigilancia activa) y 83 detectados por sintomatología compatible (vigilancia pasiva). Además, en este brote se han registrado un total de 61 casos humanos, la mayoría confirmados por Reacción en Cadena de la Polimerasa (PCR), y 7 fallecidos en las provincias de Cádiz y Sevilla, todos de edad avanzada y en algunos casos con comorbilidades. Además, desde el mes de agosto de 2020 la vigilancia pasiva en aves silvestres ha detectado 7 aves con PCR positiva a VNO: quebrantahuesos (*Gypaetus barbatus*), buitre negro (*Aegypius monachus*), búho real (*Bubo bubo*), búho chico (*Asio otus*), garceta común (*Egretta garzetta*), ave rapaz y perdiz roja (*Alectoris rufa*).

Debido a que a fecha de publicación de este libro el periodo o estación de transmisión (junio-noviembre 2020) del virus del Nilo Occidental no ha finalizado, y por tanto es esperable la aparición de más focos en equinos y, posiblemente, en humanos; a través de los diferentes capítulos, hemos generado enlaces web de actualización de datos procedentes del Ministerio de Agricultura, Pesca y Alimentación (MAPA), del Centro de Coordinación de Alertas y Emergencias Sanitarias (Ministerio de Sanidad, Consumo y Bienestar Social), así como del Centro Europeo para la Prevención de Enfermedades (ECDC).

Sumario

EQUIPO DE AUTORES

RAFAEL JESÚS ASTORGA MÁRQUEZ

Catedrático. Unidad de Epidemiología y Medicina Preventiva. Departamento de Sanidad Animal. Facultad de Veterinaria. Universidad de Córdoba.

ROSANA DOMINGO ORTIZ

Profesora Titular. Departamento de Medicina y Cirugía Animal. Facultad de Veterinaria. Universidad CEU Cardenal Herrera. Valencia.

IGNACIO GARCÍA BOCANEGRA

Catedrático. Unidad de Enfermedades Infecciosas. Departamento de Sanidad Animal. Facultad de Veterinaria. Universidad de Córdoba.

INMACULADA LUQUE MORENO

Catedrática. Unidad de Epidemiología y Medicina Preventiva. Departamento de Sanidad Animal. Facultad de Veterinaria. Universidad de Córdoba.

CLARA MARÍN ORENGA

Profesora Titular. Departamento de Producción y Sanidad Animal, Salud Pública Veterinaria, y Ciencia y Tecnología de los Alimentos. Facultad de Veterinaria. Universidad CEU Cardenal Herrera. Valencia.

CONSUELO RUBIO GUERRI

Profesora Titular. Departamento de Producción y Sanidad Animal, Salud Pública Veterinaria, y Ciencia y Tecnología de los Alimentos. Facultad de Veterinaria. Universidad CEU Cardenal Herrera. Valencia.

CARMEN TARRADAS IGLESIAS

Catedrática. Unidad de Epidemiología y Medicina Preventiva. Departamento de Sanidad Animal. Facultad de Veterinaria. Universidad de Córdoba.

SANTIAGO VEGA GARCÍA

Catedrático. Departamento de Producción y Sanidad Animal, Salud Pública Veterinaria, y Ciencia y Tecnología de los Alimentos. Facultad de Veterinaria. Universidad CEU Cardenal Herrera. Valencia.

CAPÍTULO 1

INTRODUCCIÓN

CAPÍTULO 1

INTRODUCCIÓN

1.1 Antecedentes históricos

El virus de la fiebre del Nilo Occidental (VNO) se aisló por vez primera en 1937 a partir de una mujer con síndrome febril procedente del distrito del Nilo Occidental en Uganda. Posteriormente, en 1953, se identificó en aves (cuervos y palomas) del delta del Nilo. Antes de 1997 no se consideraba patógeno para las aves, pero en esa fecha una cepa más virulenta causó la muerte de aves de diferentes especies que presentaban signos de encefalitis y parálisis. A lo largo de 50 años se han notificado casos de infección humana en muchos países del mundo.

En 1999, un virus del Nilo Occidental que circulaba en Túnez e Israel fue importado a Nueva York y produjo un brote epidémico amplio y espectacular que se propagó por todo el territorio continental de los Estados Unidos. La epidemia en ese país (1999-2010) puso de manifiesto que la importación y el establecimiento de patógenos transmitidos por vectores artrópodos en hábitats distintos del propio representan un grave peligro para el planeta.

Hasta la fecha, las epidemias de mayor magnitud se han producido en los Estados Unidos, Israel, Grecia, Rumanía y Rusia. Los entornos geográficos donde se producen los brotes se encuentran a lo largo de las principales rutas de las aves migratorias. Anteriormente, este virus era prevalente en toda África, partes de Europa, el Oriente Medio, Asia occidental y Australia. Desde su introducción en 1999 en los Estados Unidos, se ha propagado y establecido desde el Canadá hasta Venezuela.

Como hemos indicado, en Estados Unidos el virus de la encefalitis del Nilo Occidental (VNO) se describió por primera vez en Nueva York en el año 1999, extendiéndose posteriormente a 48 estados, causando la peor epidemia de enfermedad por VNO de los últimos años. Como consecuencia del brote, varios miles de personas se vieron afectadas en diversas zonas del país. Casi paralelamente, tras más de 20 años de ausencia en Europa, el VWN reapareció en 1996 en Rumanía, extendiéndose por Europa del Este (República Checa 1997, Rusia 1999), el sur de Francia, en los departamentos de Bouches-de-Rhône (2000) y Gard (2004), y más recientemente en el norte de Italia (2008) y Grecia (2010) (Figura 1). Sin embargo, teniendo en consideración la localización geográfica, fue más alarmante para nuestro país la aparición de casos en países de la cuenca mediterránea, como el brote francés de octubre de 2006 de 5 casos en caballos en el departamento de los Pirineos Orientales, apareciendo animales afectados en la localidad de Perpiñán, situada a tan solo 50 kilómetros de la frontera con España (Figura 1). Por otro lado, hay que reseñar los casos aparecidos en Kenitra, al norte de Marruecos, en 1996, 2003 y en agosto de 2010. En España, apareció en septiembre de 2010, notificándose 36 focos en explotaciones de équidos situadas en las provincias de Cádiz, Sevilla y Málaga.

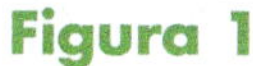

Brotes de virus del Nilo Occidental en humanos y caballos
(Europa y región Mediterránea)

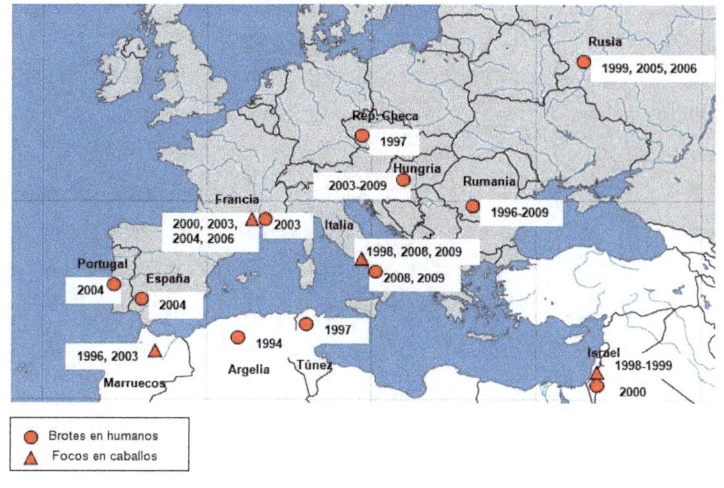

Fuente: https://www.mscbs.gob.es/gl/profesionales/saludPublica/ccayes/analisisituacion/doc/Evaluacion_de_riesgo-VNO-2017.pdf

En nuestro país, desde el año 2001 se vienen realizando estudios en el marco de las actuaciones llevadas a cabo por la «red EVITAR» de investigación constituida por diversos grupos de trabajo de carácter multidisciplinar, así como *Centre de Recerca en Sanitat Animal* (IRTA-CReSA) y diversos grupos de investigación de la Universidad de Córdoba (AGR-149, AGR-256), que han estado investigando sobre diversas enfermedades transmitidas por roedores y artrópodos, entre ellas el West Nile. En relación con esta enfermedad diversos estudios se han centrado en el Parque Nacional de Doñana y en el delta del Ebro. Para ello, se han tomado muestras a un gran número de aves tanto migratorias como residentes resultando tasas de prevalencia variables según la especie, destacando el papel de la focha común como indicador epidemiológico (prevalencia 34 %).

En este sentido, debemos resaltar que el VNO se detectó por primera vez en España en 2004 mediante técnicas serológicas en una población de fochas en Doñana. Ese mismo año fue diagnosticado de forma retrospectiva y mediante serología positiva por un equipo del Hospital de Bellvitge (Barcelona) el primer caso en humanos de enfermedad neuroinvasiva por el VNO. Se trataba de una paciente con diagnóstico de meningitis fechado en septiembre de 2004 que había pasado las vacaciones en Valverde de Leganés (Badajoz). También ese verano, un ciudadano francés enfermó tras pasar las vacaciones en Doñana, aunque vivía en la Camarga francesa, una zona donde también circulaba el virus.

1.2 Cronología de FNO en équidos en España (periodo 2010-2020)

Durante el mes de agosto de 2010, las autoridades veterinarias de Marruecos notificaron la detección de varios focos de FNO o WNV en équidos con sintomatología clínica. Pocas semanas más tarde, se detectarían dos focos de WNV en sendas explotaciones de Jerez de la Frontera; la confirmación se realizó por el LCV de Algete mediante ELISA-IgM y RT-PCR (10/09/2010, fecha de confirmación). Durante ese año se registraron en España un total de 36 focos localizados en las provincias de Cádiz (30), Sevilla (5) y Málaga (1); 45 caballos mostraron sintomatología clínica y 9 murieron. En 2011, el primer foco de FNO apareció el 12 de septiembre y afectó a una explotación de 31 ejemplares equinos de Barbate (Comarca de La Janda, Cádiz); 7 animales mostraron signos clínicos sin mortalidad; las pruebas laboratoriales «ELISA-IgM» confirmaron la infección. Tras esta ratificación, aparecieron nuevos focos:

Barbate (1), Conil (2), Véjer de la Frontera (1), en los que solo se registró un animal muerto. En 2012, los 4 focos de WN afectaron a las localidades de Jerez de la Frontera, El Puerto de Santa María y Tarifa (Cádiz), en los meses de enero, octubre y noviembre, respectivamente, sin mortalidad de caballos. En 2013, se registran 35 focos de FNO en explotaciones de las provincias de Sevilla y Huelva durante los meses de agosto, septiembre y octubre; 37 ejemplares mostraron sintomatología y 4 de ellos fallecieron. En 2014, se declararon 8 focos distribuidos en las provincias de Sevilla, Cádiz y Huelva, con un total de 12 caballos afectados y 2 fallecidos. El año 2015 registró 17 focos con 1 fallecido. En resumen, en el periodo 2010-2015 se registraron 105 focos de West Nile y 17 ejemplares equinos fallecieron (Figura 2).

Figura 2

Distribución de focos en équidos (periodo 2010-2015)

Año	Focos	Animales susceptibles	Animales afectados	Animales muertos o sacrificados
2010	36	1001	37	9
2011	5	44	11	1
2012	4	291	4	0
2013	35	287	37	4
2014	8	144	12	2
2015	17	288	19	1
TOTAL	**105**	**2055**	**120**	**17**

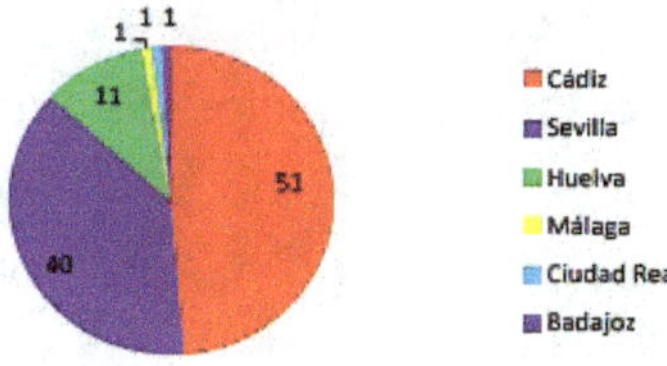

Fuente: MAPA

En 2016, hubo un repunte con un total de 73 focos distribuidos en las provincias de Cádiz, Sevilla, Huelva Córdoba, Cáceres, Badajoz y Ávila. En 2017, 2018 y 2019 se notificaron 13, 9 y 6 focos respectivamente (Figura 3) (Tablas 1 y 2).

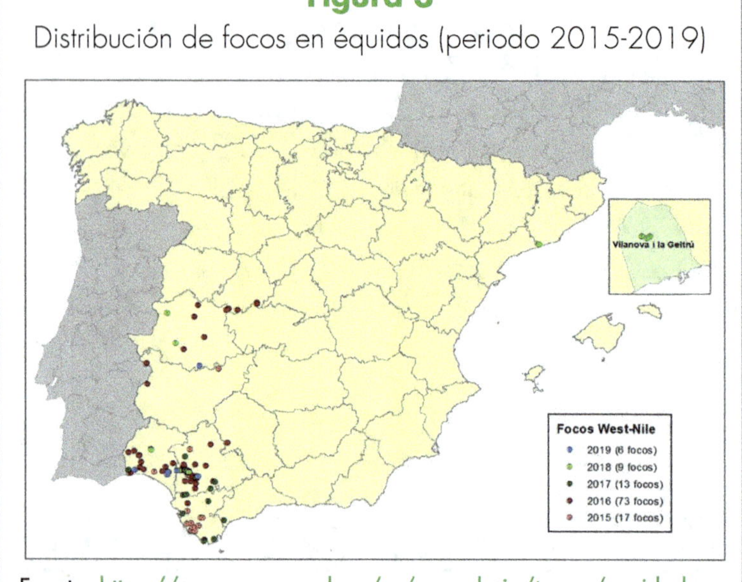

Figura 3

Distribución de focos en équidos (periodo 2015-2019)

Fuente: https://www.mapa.gob.es/es/ganaderia/temas/sanidad-animal-higiene-ganadera/sanidad-animal/enfermedades/fiebre-nilo-occidental/F_O_Nilo.aspx

Finalmente, en 2020 (última actualización 18-09-2020 https://www.mapa.gob.es/es/), se han registrado un total de 87 focos en colectivos equinos distribuidos en Andalucía (Sevilla, Cádiz, Huelva), Extremadura (Badajoz) y Cataluña (Tarragona) (Tabla 3). Además, en este brote de 2020 se han notificado hasta la fecha un total de 53 casos humanos, la mayoría confirmados por PCR, con siete fallecimientos.

Tabla 1
Focos equinos en España (año 2018)

Foco	Tipo	Enfermedad	Fecha de confirmación	País	CCAA	Comarca	Municipio
2018/9	1º	Fiebre del Nilo Occidental (West Nile)	21/11/2018	España	CATALUÑA	GARRAF (VILANOVA Y LA GELTRU)	Vilanova i la Geltrú
2018/8	1º	Fiebre del Nilo Occidental (West Nile)	21/11/2018	España	CATALUÑA	GARRAF (VILANOVA Y LA GELTRU)	Vilanova i la Geltrú
2018/7	1º	Fiebre del Nilo Occidental (West Nile)	31/10/2018	España	ANDALUCÍA	SANLUCAR LA MAYOR (PONIENTE DE SEVILLA)	Aznalcázar
2018/6	1º	Fiebre del Nilo Occidental (West Nile)	23/10/2018	España	EXTREMADURA	CORIA	Moraleja
2018/5	1º	Fiebre del Nilo Occidental (West Nile)	23/10/2018	España	ANDALUCÍA	SANLUCAR LA MAYOR (PONIENTE DE SEVILLA)	Coria del Río
2018/4	1º	Fiebre del Nilo Occidental (West Nile)	22/10/2018	España	EXTREMADURA	CACERES	Cáceres
2018/3	1º	Fiebre del Nilo Occidental (West Nile)	19/10/2018	España	ANDALUCÍA	VALVERDE DEL CAMINO (ANDEVALO ORIENTAL)	Calañas
2018/2	1º	Fiebre del Nilo Occidental (West Nile)	16/10/2018	España	CATALUÑA	GARRAF (VILANOVA Y LA GELTRU)	Vilanova i la Geltrú
2018/1	1º	Fiebre del Nilo Occidental (West Nile)	05/10/2018	España	ANDALUCÍA	ALMONTE (ENTORNO DE DOÑANA)	Almonte

Fuente: https://servicio.mapama.gob.es/rasve/

Tabla 2
Focos equinos en España (año 2019)

Foco	Tipo	Enfermedad	Fecha de confirmación	País	CCAA	Comarca	Municipio
2019/6	1º	Fiebre del Nilo Occidental (West Nile)	28/11/2019	España	EXTREMADURA	TRUJILLO	Miajadas
2019/5	1º	Fiebre del Nilo Occidental (West Nile)	28/11/2019	España	ANDALUCÍA	ALMONTE (ENTORNO DE DOÑANA)	Almonte
2019/4	1º	Fiebre del Nilo Occidental (West Nile)	25/10/2019	España	ANDALUCÍA	CARTAYA (COSTA OCCIDENTAL)	Lepe
2019/3	1º	Fiebre del Nilo Occidental (West Nile)	23/10/2019	España	ANDALUCÍA	UTRERA (BAJO GUADALQUIVIR)	Utrera
2019/2	1º	Fiebre del Nilo Occidental (West Nile)	09/10/2019	España	ANDALUCÍA	ALMONTE (ENTORNO DE DOÑANA)	Almonte
2019/1	1º	Fiebre del Nilo Occidental (West Nile)	27/09/2019	España	ANDALUCÍA	SANLUCAR LA MAYOR (PONIENTE DE SEVILLA)	Pilas

Fuente: https://servicio.mapama.gob.es/rasve/

Tabla 3

Focos equinos en España (año 2020).
(Consultado: 18 de septiembre de 2020)

Foco	Tipo	Enfermedad	Fecha de confirmación	País	CCAA	Comarca	Municipio
2020/87	1º	Fiebre del Nilo Occidental (West Nile)	16/09/2020	España	ANDALUCÍA	CAMPO DE GIBRALTAR	Tarifa
2020/86	1º	Fiebre del Nilo Occidental (West Nile)	16/09/2020	España	ANDALUCÍA	LEBRIJA (LAS MARISMAS)	Cabezas de San Juan, Las
2020/85	1º	Fiebre del Nilo Occidental (West Nile)	16/09/2020	España	ANDALUCÍA	LITORAL	Sanlúcar de Barrameda
2020/84	1º	Fiebre del Nilo Occidental (West Nile)	16/09/2020	España	ANDALUCÍA	LA JANDA	Vejer de la Frontera
2020/83	1º	Fiebre del Nilo Occidental (West Nile)	16/09/2020	España	ANDALUCÍA	LA JANDA	Alcalá de los Gazules
2020/82	1º	Fiebre del Nilo Occidental (West Nile)	16/09/2020	España	ANDALUCÍA	UTRERA (BAJO GUADALQUIVIR)	Utrera
2020/81	1º	Fiebre del Nilo Occidental (West Nile)	16/09/2020	España	ANDALUCÍA	UTRERA (BAJO GUADALQUIVIR)	Palacios y Villafranca, Los
2020/80	1º	Fiebre del Nilo Occidental (West Nile)	16/09/2020	España	ANDALUCÍA	UTRERA (BAJO GUADALQUIVIR)	Utrera
2020/76	1º	Fiebre del Nilo Occidental (West Nile)	11/09/2020	España	ANDALUCÍA	LA JANDA	Vejer de la Frontera
2020/79	1º	Fiebre del Nilo Occidental (West Nile)	11/09/2020	España	ANDALUCÍA	LEBRIJA (LAS MARISMAS)	Lebrija

1 2 3 4 5 …

Fuente: https://servicio.mapama.gob.es/rasve/

EL VIRUS DEL NILO OCCIDENTAL: UNA PERSPECTIVA ONE HEALTH

CAPÍTULO 2

DESCRIPCIÓN DE LA ENFERMEDAD

CAPÍTULO 2

DESCRIPCIÓN DE LA ENFERMEDAD

- El virus del Nilo Occidental puede causar una enfermedad mortal del sistema nervioso en los seres humanos.

- Aproximadamente, el 80 % de las personas infectadas no presenta síntoma alguno.

- El virus del Nilo Occidental se transmite a las personas principalmente por la picadura de mosquitos infectados.

- El virus puede causar una enfermedad grave en los caballos.

- Hay vacunas contra la afección equina, pero aún no las hay para las personas.

- Las aves son los hospedadores naturales del virus del Nilo Occidental (Figura 4).

El virus del Nilo Occidental (VNO) puede causar una enfermedad mortal del sistema nervioso. Se encuentra por lo común en África, Europa, el Oriente Medio, América del Norte y Asia Occidental. Se mantiene en la naturaleza mediante un ciclo que incluye la transmisión entre aves y mosquitos. Puede infectar a los seres humanos, los caballos y otros mamíferos. El VNO pertenece al género *Flavivirus* y al complejo antigénico de la encefalitis japonesa, familia *Flaviviridae*.

Figura 4

Infografía resumen de la descripción de la enfermedad

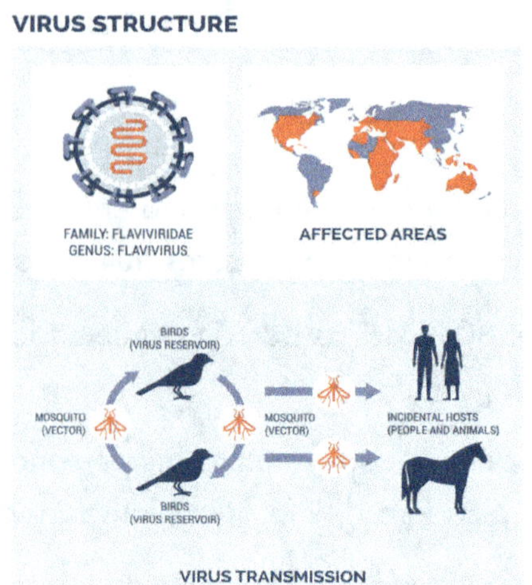

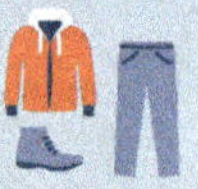

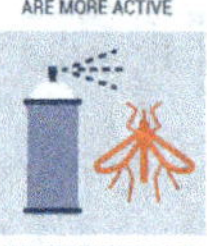

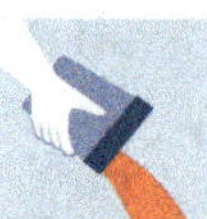

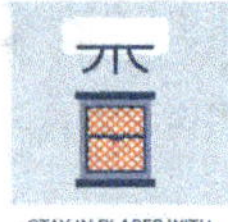

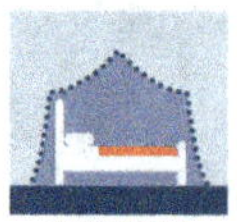

PREVENTION

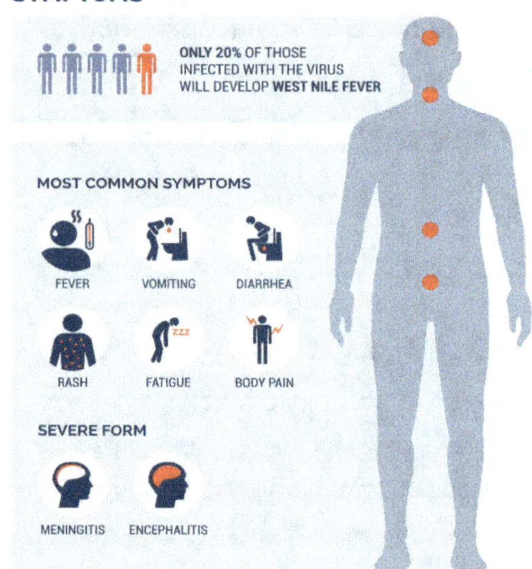

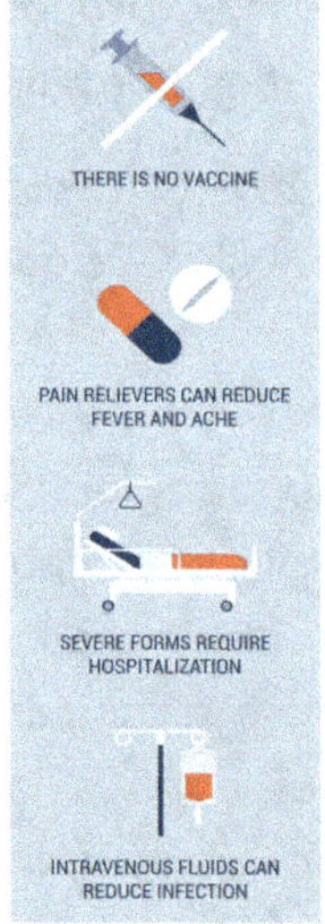

Se trata de una enfermedad infecciosa no contagiosa causada por un arbovirus incluido en la familia *Flaviviridae*, dentro del complejo antigénico de la encefalitis japonesa, que incluye además los virus de la encefalitis de Saint Louis (SLE), el de la encefalitis japonesa o el del valle de Murray. El de WNV circula en las zonas endémicas en un ciclo selvático que implica a aves salvajes y a mosquitos, siendo las zonas húmedas (deltas de ríos, zonas pantanosas o lagos) con abundancia de aves migratorias y mosquitos el hábitat óptimo para su propagación.

Se han descrito varios linajes del virus, siendo el *linaje 1* y el *linaje 2* los más importantes y prevalentes en équidos y humanos.

El *linaje 1* está distribuido ampliamente en Europa, África, Oriente Próximo, India, Australia y América. La gran similitud entre los virus aislados en Kenia, Rumanía y Senegal evidencian que se desplaza geográficamente a través de aves migratorias. El aislado en Nueva York en 1999 estaba estrechamente relacionado con cepas del *linaje 1* que circulaban en Israel un año antes.

El *linaje 2* se encontraba más restringido a África subsahariana y Madagascar. Sin embargo, en el año 2004 se identificó en Hungría en una especie de ave, un azor, y en varias rapaces en el 2005. En 2004, se detectó también en 2 pacientes con enfermedad por virus del Nilo Occidental en Rusia, lo que supuso la primera evidencia de casos clínicos causados por el *linaje 2* fuera de África. Este linaje se volvió a identificar en Rusia en brotes de enfermedad en humanos en 2007 y en 2010. Otros países de Europa en los que se ha identificado el *linaje 2* son Austria (en 2008 en halcones salvajes y en un ave cautiva), Grecia (durante un importante brote de VNO en humanos en 2010), Rumanía (en un brote de humanos también en 2010) e Italia (en un paciente con infección por VNO en el año 2011).

Con relación a España, entre los años 2010 y 2016 se detectó el *linaje 1* del VNO en aves. En octubre de 2017, y por vez primera en nuestro país, se encontró el *linaje 2* del virus en un ave, un azor común (*Accipiter gentilis*) que presentaba sintomatología clínica, ubicado en la provincia de Lérida. Esta fue la primera detección de este linaje en España que había sido encontrado en Europa central desde 2004.

Figura 5
Azor común

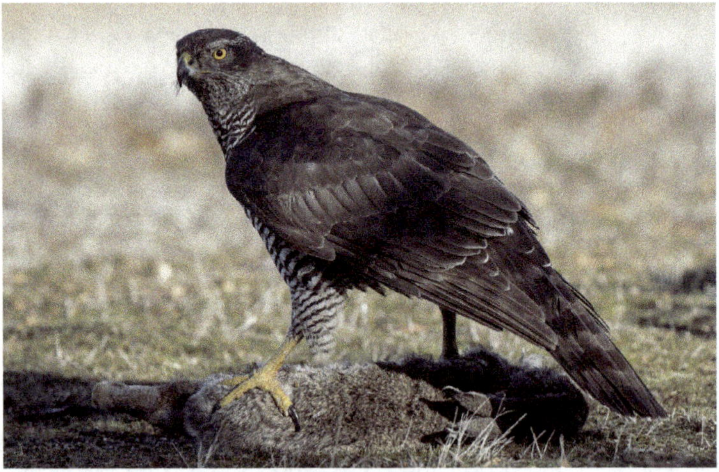

 EL VIRUS DEL NILO OCCIDENTAL: UNA PERSPECTIVA ONE HEALTH

Como toda arbovirosis, el WNV se transmite por la picadura de un vector artrópodo, tratándose generalmente de mosquitos del género *Culex* (*C. pipiens* o *C. modestus* en Europa y *C. perexiguus* en el sur de Europa). El virus está presente en las glándulas salivares del mosquito e infecta a las aves cuando este se alimenta. Una vez en el ave, el virus se multiplica entre 1 y 4 días posteriores a la picadura, pudiendo llegar la viremia a persistir alrededor de una semana, desarrollándose posteriormente inmunidad. Las aves son consideradas reservorio de la enfermedad, actuando normalmente como portadores sanos, desempeñando un papel muy importante en la diseminación del virus.

El mosquito infectado puede transmitir la enfermedad a mamíferos, entre ellos caballos o personas, que actúan como fondo de saco epidemiológico, ya que el virus carece de capacidad suficiente para replicarse en estos hospedadores, por lo que la viremia corta y escasa nunca es suficientemente intensa para que otro mosquito pueda infectarse y transmitir la enfermedad. Para que ocurra esta eventual transmisión a mamíferos, debe haber primero numerosos ciclos de transmisión entre aves y mosquitos, de forma que se multiplique el número de mosquitos infectados.

2.2.1 Transmisión por picadura de mosquito

Se transmite por picadura de un mosquito infectado y estos se infectan cuando se alimentan a su vez de pájaros infectados. Pueden propagar el VNO a los seres humanos y a otros animales (Figura 6). El virus se mantiene en un ciclo natural entre aves y mosquitos. El hombre es un huésped accidental que no desarrolla viremia suficiente como para transmitir el virus al mosquito en caso de ser picado. Los caballos son también huéspedes accidentales y los casos equinos pueden preceder a los humanos si existe epidemia. Esta vía representa la causa de casi todas las infecciones humanas.

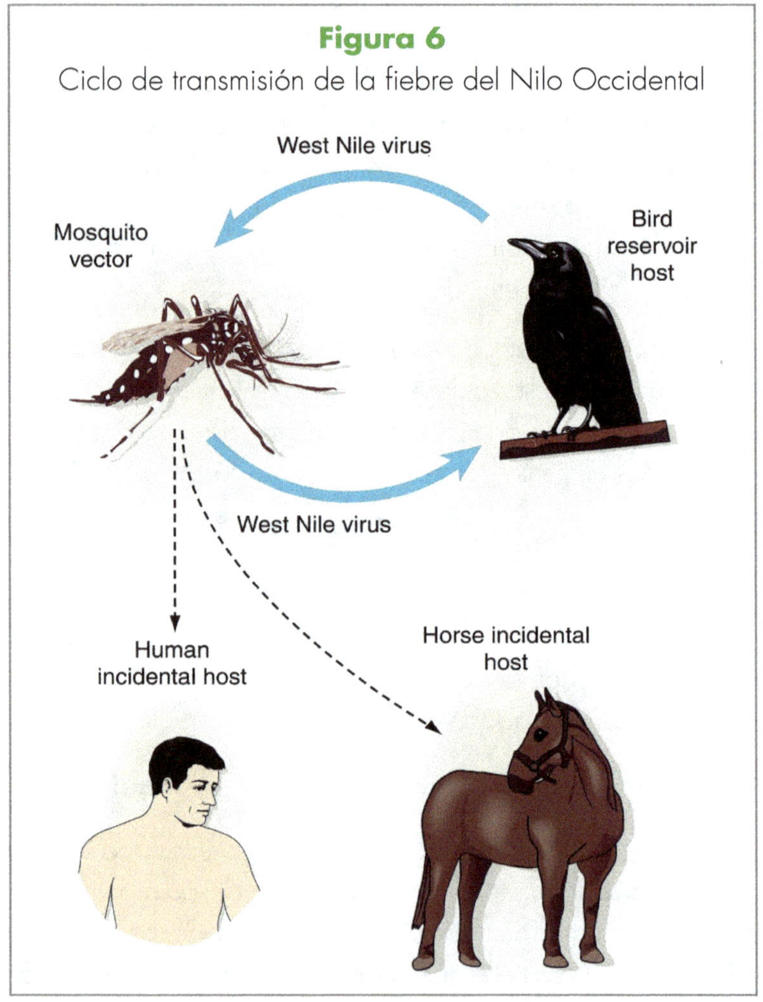

Figura 6

Ciclo de transmisión de la fiebre del Nilo Occidental

La circulación del VNO viene condicionada por la presencia de mosquitos. Aunque son muchas las especies de mosquitos capaces de mantener este ciclo, los *Culex* desempeñan el papel principal en la transmisión (Figura 7). Una vez que son infectivos, los mosquitos pueden inocular el virus durante toda su vida adulta. Prácticamente, todas las especies de mosquitos que se alimenten de sangre de aves y de mamíferos podrían estar implicadas en la transmisión de la enfermedad, pero solo aquellas más abundantes, ampliamente repartidas y con preferencias ornitófilas serán las responsables de la diseminación del virus.

Figura 7

Mosquito *Culex pipiens* (mosquito común o trompetero)

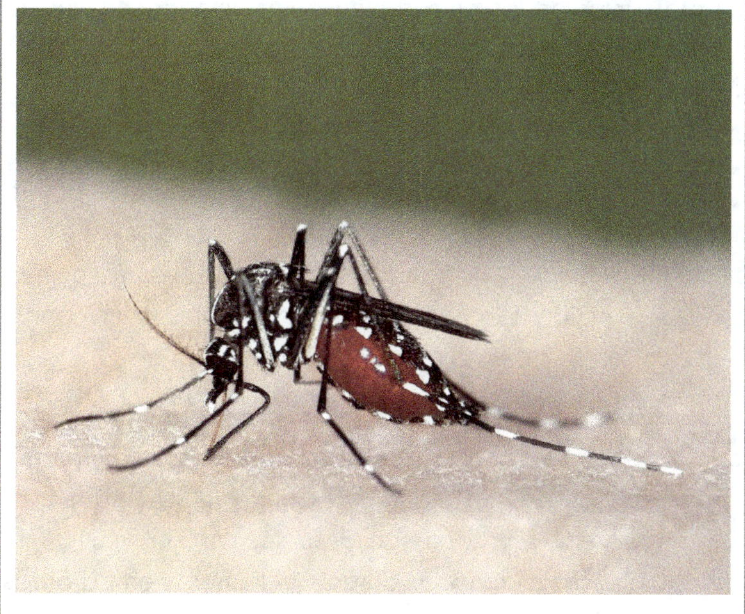

2.2.2 Transmisión a través de transfusiones (plaquetas transfundidas, glóbulos rojos y plasma fresco congelado) y trasplantes (corazón, hígado, pulmón y riñón)

El actual brote de la FNO iniciado en la provincia de Sevilla en 2020 ha provocado de momento siete fallecidos, ha llevado a fumigar contra los mosquitos las áreas afectadas, pero ha obligado también a establecer nuevos sistemas de seguridad para las donaciones de sangre en la provincia, pues la infección podría transmitirse a través de los hemoderivados. Desde que se detectó el foco, el Centro de Transfusiones Sanguíneas bloqueó las transfusiones y sometió a un cribado PCR; a partir de entonces, todas las muestras de sangre y órganos donados en la provincia existentes en sus almacenes y que hubieran sido extraídos hasta 14 días antes de los primeros casos detectados y confirmados se paralizaron. Actualmente, en Andalucía las muestras de donantes procedentes de áreas de riesgo son analizadas en Granada.

El VNO no se transmite entre humanos, pero sí podría adquirirse de forma *iatrogénica,* es decir, como parte de un efecto no deseado relacionado con una transfusión sanguínea o la recepción de tejidos u órganos procedentes de un donante infectado.

Para evitar ese riesgo, existe un protocolo común para toda la Unión Europea y supervisado a través del *European Centre for Disease Prevention and Control* (ECDC), que consiste en someter a una prueba de detección del virus (PCR) todas las muestras donadas durante el tiempo y en las áreas en las que se ha registrado el brote. El periodo de incubación es de entre 5-7 días, pero el protocolo establece un plazo mayor de seguridad para el análisis de estas muestras (14 días).

Por otra parte, y según la Directiva 2014/110/UE de la Comisión Europea, las posibles donaciones de sangre deben aplazarse durante 28 días después de abandonar un área de riesgo del VNO adquirido localmente, a menos que el resultado de una prueba de ácido nucleico individual sea negativo. Desde 2003, las transfusiones de sangre de Estados Unidos se criban con el ARN para el VNO, detectándose entre 100 y 400 casos positivos anualmente.

La transmisión por trasplante de órganos ha ocurrido a pesar de que los donantes tenían viremia indetectable, lo que sugiere el secuestro viral en órganos. Los donantes de órganos, tejidos y células que viven o regresan de un área afectada deben someterse igualmente a una prueba de infección por VNO.

Hay un caso documentado de posible transmisión transplacentaria tras una infección en el segundo trimestre de gestación, con un cuadro de coriorretinitis, lisencefalia y pérdida de sustancia blanca cerebral del feto. Sin embargo, en otro estudio, ninguno de los bebés nacidos vivos de 71 mujeres infectadas durante el embarazo tuvo malformaciones vinculadas a la infección, ni evidencia de infección congénita por laboratorio.

El VNO no se transmite por contacto estrecho y casual, como tocar o besar a una persona infectada.

2.3 Clínica en équidos

En caballos, el virus afecta principalmente al cerebro y al sistema nervioso periférico. La enfermedad es asintomática en un 80 % de casos, siendo letal en menos del 10 % de los animales afectados. Los síntomas incluyen: pérdida de apetito, dificultad en la deglución, depresión, alteraciones en visión y ataxia, contracciones musculares, convulsiones, incoordinación, movimientos rotatorios, marcha sin rumbo fijo, debilidad y parálisis posterior, agresividad e hiperexcitabilidad, rechinar de dientes…

Ver vídeo 1

Fasciculaciones musculares, temblores de los músculos faciales, del cuello y espalda. Incoordinación en la marcha

https://amazingbooks.es/virus-nilo-video1/

La enfermedad puede progresar y los animales manifestar convulsiones e incapacidad para permanecer de pie. Aproximadamente, un tercio de los animales que se infecta muere, recuperándose el resto.

Ver vídeo 2

Deambulacion sin rumbo

https://amazingbooks.es/virus-nilo-video2/

La infección por el VNO es asintomática en aproximadamente un 80 % de las personas infectadas; en las demás, puede causar una afección grave.

El periodo de incubación suele oscilar entre 3 y 14 días.

Aproximadamente, un 20 % de las personas infectadas por este agente patógeno presenta clínicamente la FNO, que se caracteriza por fiebre, dolores de cabeza, cansancio, dolores corporales, náuseas, vómitos y, a veces, erupción cutánea (del tronco) y agrandamiento de ganglios linfáticos.

Los síntomas de la afección grave (también llamada enfermedad neuroinvasora, como la encefalitis/meningitis del Nilo Occidental o poliomielitis del Nilo Occidental) son dolores de cabeza, fiebre elevada, rigidez de nuca, estupor, desorientación, coma, temblores, convulsiones, debilidad muscular y parálisis. Se calcula que aproximadamente 1 de cada 150 personas infectadas llega a padecer una afección más grave y puede presentarse en personas de cualquier edad, si bien los mayores de 50 años y las personas con inmunodeficiencia (por ejemplo, pacientes que han recibido trasplantes) tienen un riesgo mayor; además, podrían incluirse otras patologías que producen inmunocompromiso (por ejemplo, diabetes e hipertensión). Se han descrito también, aunque con muy poca frecuencia, cuadros fulminantes de miocarditis, pancreatitis y hepatitis.

La recuperación completa es la norma para los pacientes con FNO o meningitis, sin embargo, los síntomas iniciales, especialmente la fatiga extrema, pueden prolongarse o ser un precipitante en la muerte en personas de edad avanzada (inmunosenescencia) o con condiciones médicas subyacentes (comorbilidad).

Las secuelas de la encefalitis son variables y pueden no correlacionarse con la gravedad de la enfermedad inicial. Al igual que en otras infecciones virales neuroinvasivas, los pacientes infectados continúan manifestando síntomas y anomalías medibles en los exámenes neurológicos después de la infección. En relación con la recuperación, el tiempo observado es alrededor de dos años, aunque un 40 % de los participantes en un estudio continuó presentando síntomas 8 años más tarde. Entre los casos no hospitalizados, después de la infección, se ha observado con una mayor frecuencia astenia, depresión e hipersomnia frente a los casos ingresados con afectación neurológica.

Según estudios de vigilancia epidemiológica durante un brote en Italia, el virus fue detectado en sangre hasta 20 días después del inicio de los síntomas; mientras que la persistencia de ARN en orina se ha encontrado hasta 31 días. A raíz de estos hallazgos, se postula la probable progresión a enfermedad renal crónica.

El impacto para la salud pública dependerá del escenario de transmisión a humanos y, por tanto, de la incidencia de la infección, pero condicionado por la presentación de la enfermedad. En este sentido, el impacto en términos de morbi-mortalidad se verá atenuado, teniendo en cuenta que alrededor del 80 % de los casos de infección humana por VNO son asintomáticos y menos del 1 % de los casos desarrollan enfermedad neuroinvasiva. Sin embargo, en escenarios de transmisión epidémica y endémica en los que se incrementa el número de casos el impacto puede ser más elevado (por ejemplo, brote 2020 en España).

En nuestro país, el sistema de hemovigilancia estableció las medidas a tomar ante la aparición de casos de enfermedad en humanos, las cuales incluyen la exclusión de donantes de las zonas afectadas, la suspensión temporal de extracciones sanguíneas y el establecimiento de técnicas de detección del virus en las donaciones procedentes de las áreas de riesgo.

En Estados Unidos se ha estimado una media de 5 días de pérdida de productividad en los casos de enfermedad febril no complicada por VNO y una media de 8 días de hospitalización (con 7 días de cuidados intensivos) para los casos de enfermedad neuroinvasiva, en los que además puede producirse incapacidad a largo plazo comparable a la derivada de la enfermedad cerebrovascular hemorrágica. Otros efectos de la transmisión del VNO a humanos serían los derivados de la necesidad de implementar medidas de control.

2.5 Diagnóstico

Se basa en la detección de sintomatología nerviosa en équidos o en los signos clínicos y hallazgos postmorten en aves.

El diagnóstico de laboratorio se basará en pruebas de detección directa y pruebas serológicas. Para las primeras, las muestras a analizar serán sangre, líquido cefaloraquideo (LCR), cerebro, riñones o corazón; y la técnica a utilizar es RT-PCR. Para las pruebas serológicas, las muestras más adecuadas serán suero y LCR, indagando inmunoglobulinas IgM e IgG. La detección de IgM en el LCR es el método más sensible en caso de que haya síndrome neurológico, aunque en los primeros días el resultado puede ser aún negativo, por lo que es conveniente repetir la toma de muestras transcurridos 15 días (seroconversión). En cuanto a las técnicas disponibles, se puede utilizar el ELISA, cuya interpretación puede ser a veces difícil debido a reacciones cruzadas con otros *Flavivirus*. Para evitarlo se empleará la seroneutralización.

2.6 Tratamiento y prevención frente a mosquitos

El tratamiento en équidos y humanos afectados clínicamente es de soporte, no existiendo un tratamiento específico. En casos con afectación severa se precisa la hospitalización para recibir tratamiento de apoyo incluyendo líquidos intravenosos (Figura 8), soporte respiratorio y vigilancia. La pre-

Figura 8

Tratamiento en équidos

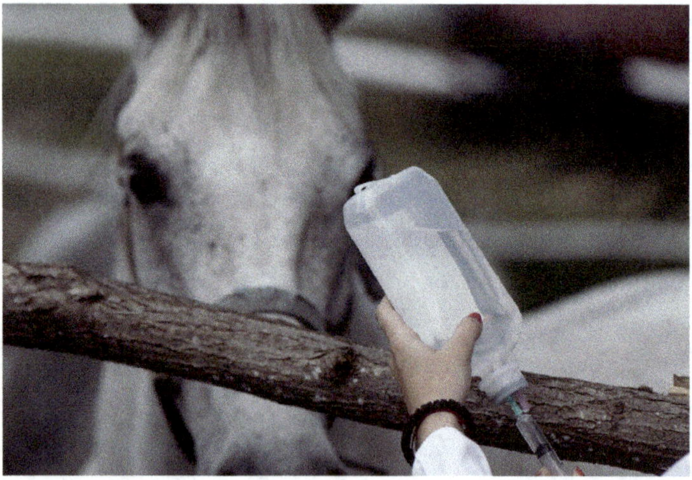

vención consiste en la utilización de medidas que minimicen el riesgo de exposición a posibles vectores en las zonas de alto riesgo: uso de repelentes o desinfectantes (Figura 9) y evitar salidas al exterior en las horas de máxima actividad del vector.

Figura 9

Insecticidas de uso común para équidos (peste equina y FNO)

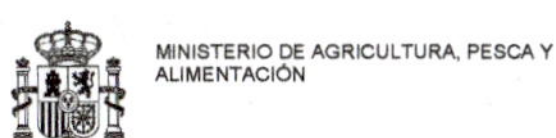

MINISTERIO DE AGRICULTURA, PESCA Y ALIMENTACIÓN

DIRECCIÓN GENERAL DE SANIDAD DE LA PRODUCCIÓN AGRARIA

SUBDIRECCIÓN GENERAL DE SANIDAD E HIGIENE ANIMAL Y TRAZABILIDAD

RELACIÓN DE PRODUCTOS INSECTICIDAS PARA USO EN ANIMALES

Registrados por la Agencia Española de Medicamentos y Productos Sanitarios.

Nº Registro	Nombre Medicamento	Especies	Laboratorio Titular	Principio Activo
601 ESP	ARPON	Bovino | Caballos no destinados a consumo humano	LABORATORIOS ZOTAL S.L.	CIPERMETRINA
314 ESP	CIPER – PULVIZOO 100 mg/ml	Bovino | Caballos no destinados a consumo humano	LABORATORIOS CALIER, S.A.	CIPERMETRINA
798 ESP	INSECTIVEX	Bovino | Caballos no destinados a consumo humano	S.P. VETERINARIA, S.A.	CIPERMETRINA
888 ESP	PARASITIVEN PLUS	Bovino | Caballos no destinados a consumo humano	LABORATORIOS E INDUSTRIAS IVEN, S.A.	CIPERMETRINA

Fuente: https://www.mapa.gob.es/es/ganaderia/temas/ sanidad-animal-higiene-ganadera/sanidad-animal/ enfermedades/fiebre-nilo-occidental/F_O_Nilo.aspx

El VNO se transmite a las personas principalmente por la picadura de mosquitos infectados tras haber picado a aves con este virus. Al no existir vacuna, las medidas de prevención genéricas son las habituales para protegerse de los mosquitos: usar repelentes, mosquiteros y ropas claras y de manga larga. Estas medidas están especialmente indicadas en ancianos y personas inmunocomprometidas que tienen un mayor riesgo de desarrollar la enfermedad neuroinvasiva del Nilo Occidental (Figura 10). También se recomienda no estar al aire libre en horas en que los mosquitos pican más (al amanecer y al anochecer) y descartar los recipientes o contenedores donde se puede acumular agua y convertirse en criaderos de mosquitos (Figura 11).

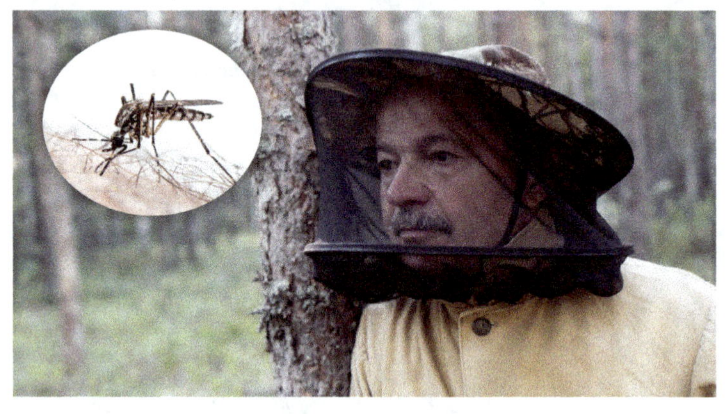

Figura 10

Los adultos mayores tienen mayor riesgo de una infección grave por el virus WN (cubrirse con ropas largas y claras y usar mosquiteros son recomendaciones para evitarlo)

En las zonas de riesgo se realizan tratamientos de urgencia para controlar las poblaciones de mosquitos, como pulverizaciones a ultrabajo volumen con sustancias piretroides (Figura 12) combinado con el control de larvas utilizando BT1, unas toxinas de origen bacteriano que eliminan a las larvas de mosquitos impidiendo su desarrollo a formas adultas (Figura 13).

En el caso de contacto con animales enfermos, se debe usar guantes y ropas protectoras cuando se manipulen, así como durante las operaciones de sacrificio de animales.

Figura 11

Infografía genérica de protección del hogar frente a mosquitos

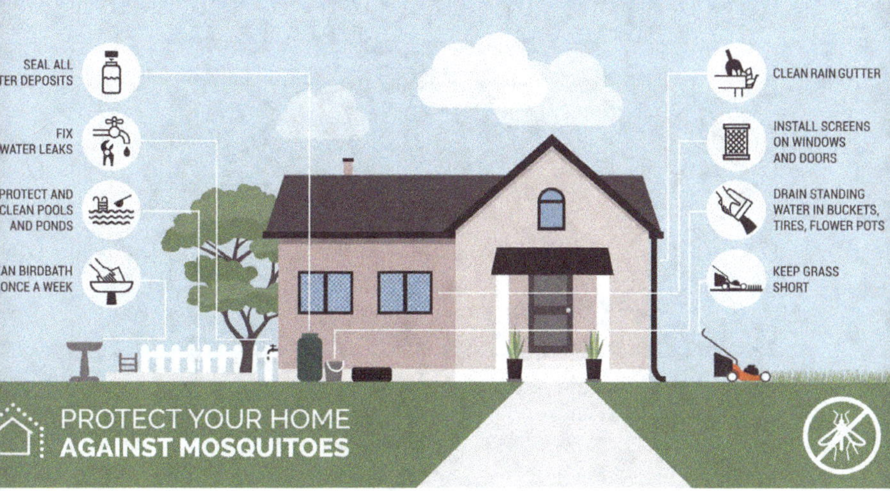

Figura 12

Trabajos de fumigación

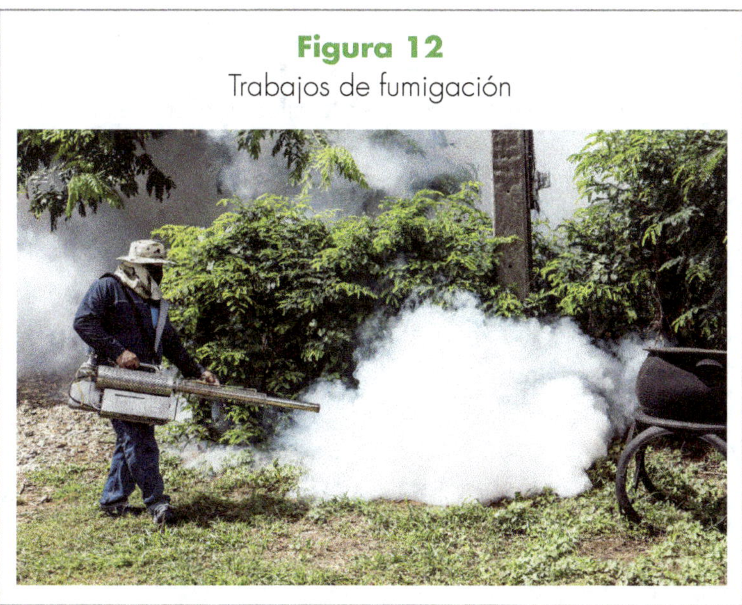

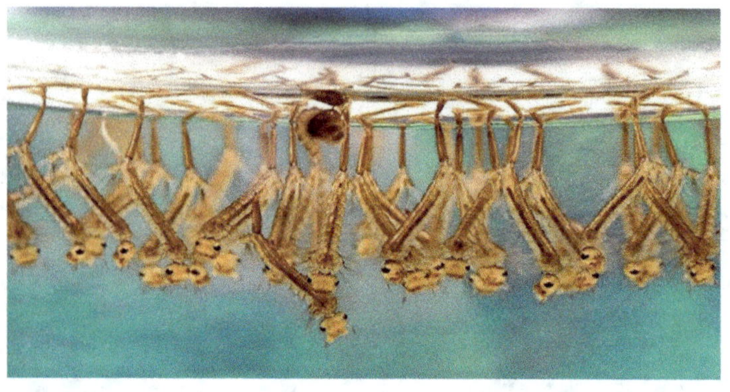

Fuente: James Gathany, CDC

Los médicos y los profesionales de la salud pública en las áreas afectadas y también en las zonas aún no afectadas, pero con condiciones ambientales adecuadas para la propagación del virus, deben conocer la situación epidemiológica para garantizar una detección temprana.

También es importante mantener la colaboración entre las autoridades locales, regionales y nacionales de salud pública y veterinaria para obtener una comprensión completa de la situación epidemiológica de VNO, evaluar el riesgo de transmisión a los seres humanos y, en consecuencia, desarrollar medidas de respuesta oportunas. Y por supuesto, que los médicos incluyan la FNO en el diagnóstico diferencial para las personas que han regresado de áreas afectadas.

2.7 Profilaxis médica: vacunación

En Europa existen actualmente dos tipos de vacunas diferentes comercializadas para prevenir la infección por VNO en los caballos:

Vacuna inactivada Equip WNV (Zoetis, Louvain-la-Neuve, Bélgica): anteriormente conocida como Duvaxyn WNV (Pfizer) (figura 14). Se comercializó inicialmente en Estados Unidos, autorizándose su venta en la Unión Europea en el año 2008, tras la autorización por la Agencia Europea del Medicamento (EMEA) y la Comisión Europea (Decisión UE, 21 de noviembre de 2008).

Se trata de una vacuna desarrollada a partir de WNV (cepa VM-2, de linaje 1), inactivada y adyuvantada con MetaStim ® adyuvante bifásico que estimula tanto la inmunidad humoral como la celular[1]. La pauta de vacunación incluye dos

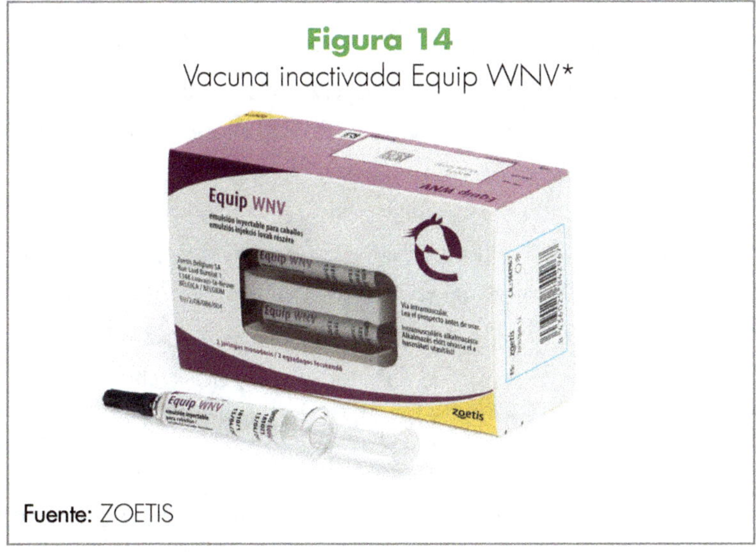

Figura 14
Vacuna inactivada Equip WNV*

Fuente: ZOETIS

---

[1]   Suli J. *et al.* (2004) Vaccine 22, 3464-3469

dosis en primovacunación. La primera a partir de los 6 meses de edad y la segunda, a las 3-5 semanas. Las dosis de recuerdo tienen una duración de la inmunidad de 12 meses, por lo que será necesaria la vacunación anual para mantener un buen estatus inmunitario. La dosis es de 1 ml mediante jeringa precargada. Aplicación intramuscular profunda en el cuello.

Teniendo en cuenta que la viremia se considera el signo más relevante en la infección por WNV y que se emplea como medida a la hora de analizar la eficacia de la vacunación, Equip WNV demostró mediante pruebas de campo una protección significativa frente a la viremia equivalente a un 94 % de eficacia.

Al tratarse de una vacuna inactivada, el uso de Equip® WNV no debería interferir con las técnicas virológicas de diagnóstico ni con las técnicas de PCR empleadas en programas de vigilancia sanitaria

Vacuna recombinante Proteq West Nile (Boehringer Ingelheim Vetmedica GMBH): vacuna viva recombinante del virus de la viruela del canario (virus vCP2017) que expresa los genes que codifican las proteínas estructurales preM y E del VNO. Esta vacuna está autorizada en la Unión Europea desde agosto de 2011. La pauta de vacunación incluye dos dosis intramusculares (preferentemente en la musculatura del cuello): una primera dosis a los 5 meses de edad y una segunda, a las 4-6 semanas. Asimismo, son necesarias dosis de recuerdo anuales para mantener niveles elevados de inmunidad.

Las vacunas comercializadas hasta la fecha ocasionan una respuesta inmune caracterizada por anticuerpos que reconocen eficientemente las proteínas estructurales del VNO, que constituyen la parte inmunogénica de la formulación de la vacuna.

Sin embargo, este tipo de vacunas no desarrollan anticuerpos frente a las proteínas no estructurales (NS) del virus. Por este motivo, en los últimos años se están llevando a cabo estudios dirigidos al desarrollo de vacunas que permitan diferenciar, mediante técnicas serológicas (ELISA), animales infectados de los vacunados (vacunas DIVA). Este tipo de vacunas se basan en detectar diferencias de anticuerpos frente a las proteínas estructurales E y NS. La principal ventaja es que permitirían monitorizar la circulación de virus en poblaciones de caballos donde se han implementado programas de vacunación. En un estudio realizado en España, se ha sugerido que la NS1 podría ser un marcador DIVA adecuado para la infección por el VNO en caballos, tal y como se ha observado experimentalmente en conejos y pollos. La principal conclusión obtenida en este estudio es que el antígeno NS1 puede diferenciar eficazmente caballos infectados por VNO de los vacunados en condiciones experimentales (controladas), pero esta conclusión no puede ser extrapolada en condiciones de campo.

En la actualidad no se ha comercializado ninguna vacuna frente al VNO en humanos. Aunque en Estados Unidos se han realizado varios estudios en fase 1 y 2 con resultados preliminares prometedores, los ensayos de fase 3 no se han llevado a cabo por el desconocimiento del coste-beneficio en la comercialización y las dificultades logísticas en la realización de un ensayo fase 3 de una enfermedad con brotes muy esporádicos y en áreas muy dispersas. Además, dado que los principales grupos de riesgo son personas de avanzada edad o inmunocomprometidos, el uso de vacunas de virus vivos atenuados en estos grupos podría suponer un riesgo en el contexto de un sistema inmunitario comprometido (inmunosenescencia).

CAPÍTULO 3

POLÍTICA SANITARIA: PLAN DE VIGILANCIA
EN ESPAÑA (2020)

POLÍTICA SANITARIA: PLAN DE VIGILANCIA
EN ESPAÑA (2020)

3.1 Justificación del Plan de Vigilancia

- Situación estratégica de España en relación con el paso de aves migratorias entre Europa y África, donde el virus es endémico, además de la importancia de nuestros humedales como áreas de nidificación.

- Enfermedad de carácter zoonósico. Hasta la fecha se han diagnosticado varios casos en nuestro país: (i) en 2004, un joven contrajo la infección en la provincia de Badajoz, siendo *a posteriori* confirmada clínicamente en Barcelona; (ii) en 2010, en el brote que afectó a la provincia de Cádiz, se detectaron dos casos humanos. Todos estos fueron resueltos tras hospitalización y tratamiento médico; (iii) en 2016, se notificaron 3 casos relacionados con los 55 focos registrados en équidos; (iv) en mayo de 2017, el Servicio de Sanidad Animal de la Consejería de Agricultura (Junta de Andalucía) notificó que en la provincia de Sevilla se detectó un caso de VNO en una persona. En ninguno de los registrados a lo largo de estos años se habían notificado fallecidos. Sin embargo, en 2020 y hasta la fecha se han registrado un total de siete fallecimientos en las provincias de Cádiz y Sevilla, en el brote con mayor número de casos humanos descrito hasta la fecha en nuestro país. Los fallecidos han sido personas de edad avanzada y con comorbilidades subyacentes.

3.2 Consideraciones para el diseño del Plan de Vigilancia

- Los vectores de la enfermedad son mosquitos, generalmente del género *Culex*, por lo que el Plan de Vigilancia se debe centrar en zonas donde existan condiciones climáticas favorables para la supervivencia.

- Las aves actúan como principal reservorio epidemiológico, desempeñando el principal papel en la diseminación del virus de unos países a otros.

- Las zonas húmedas, como deltas de ríos, zonas pantanosas o lagos, con abundancia de aves migratorias y mosquitos son los hábitats óptimos para la propagación de la enfermedad y, por ello, son las zonas de riesgo a vigilar.

- Los équidos tienen un papel destacado como centinelas, ya que una alta exposición a la actividad del mosquito hace que estos animales tengan mayor probabilidad de ser infectados que las personas.

Los resultados del Plan de Vigilancia (Figura 15) determinarán la ausencia o presencia de circulación vírica y, en este último caso, serán la base que permita dar una respuesta adecuada y eficaz mediante la adopción de una serie de medidas de prevención, cuya finalidad es prevenir el riesgo que supone para la sanidad animal y la salud pública la difusión de esta enfermedad.

En las comunidades autónomas en las que el virus está presente, como Andalucía, las medidas de control son constantes. Existe un sistema de notificación establecido con el MAPA que alerta cuando se registra un caso en caballos, tras lo que se

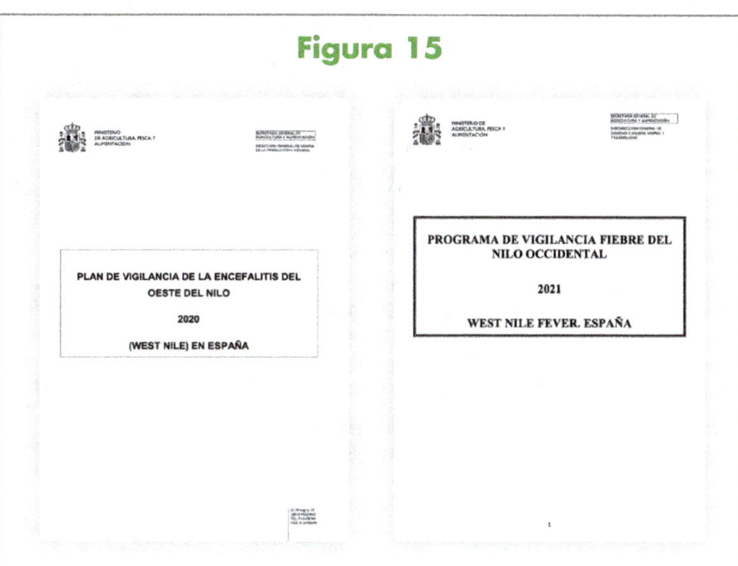

Figura 15

Fuente: https://www.mapa.gob.es/es/ganaderia/temas/sanidad-animal-higiene-ganadera/sanidad-animal/enfermedades/fiebre-nilo-occidental/F_O_Nilo.aspx

establece en un radio de 12 kilómetros un sistema de vigilancia activa en los centros de salud para detectar posibles encefalopatías inespecíficas. Si los casos son en humanos, la alerta se extiende a los centros de transfusión de sangre, que realizan pruebas específicas a los habitantes de esas zonas para descartar la presencia del virus, o se les conmina a no donar durante un periodo de tiempo.

3.3 Objetivos del Programa de Vigilancia de FNO

- Detectar la presencia de circulación vírica en una zona, de modo que se puedan identificar las áreas de riesgo en las que, y a partir de las cuales, se puede difundir la enfermedad.

- Disponer de información que permita: (i) valorar el riesgo de aparición de la enfermedad desde el punto de vista de la sanidad animal y de la salud pública, con el fin de dar una respuesta eficaz en tiempo y forma; (ii) valorar la necesidad de poner en marcha medidas de lucha específicas, así como programarlas en el tiempo.

3.3.1 Vigilancia en aves

Se trata del medio más eficaz si se quiere detectar de forma rápida y precoz la presencia del WNV en un área. Deberá intensificarse en los meses de primavera a otoño, coincidiendo con la época de mayor actividad de los mosquitos adultos (Figura 16).

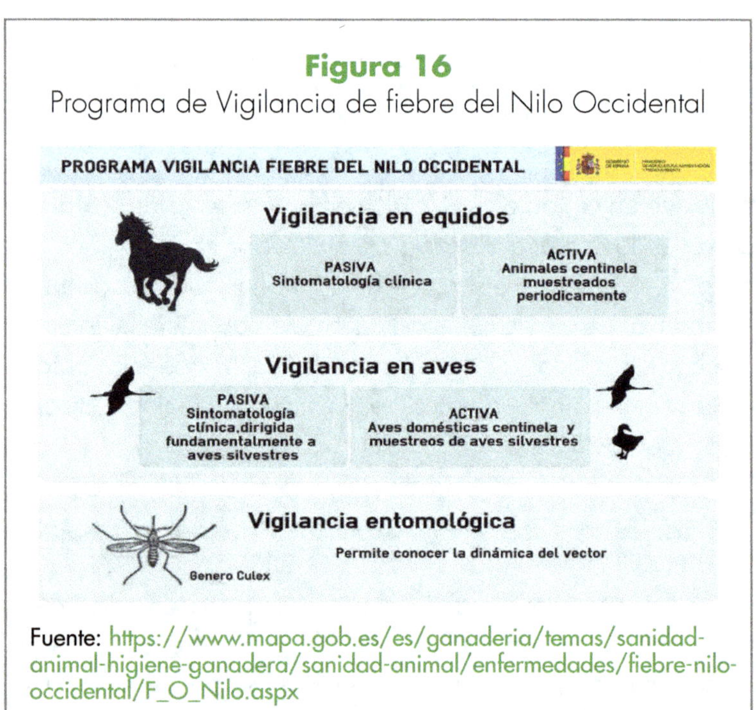

Figura 16

Programa de Vigilancia de fiebre del Nilo Occidental

Fuente: https://www.mapa.gob.es/es/ganaderia/temas/sanidad-animal-higiene-ganadera/sanidad-animal/enfermedades/fiebre-nilo-occidental/F_O_Nilo.aspx

Vigilancia pasiva

El objetivo será detectar mortalidades anormalmente elevadas cuya causa aparente, tras la realización de la necropsia, no sea claramente atribuible a otras causas infecciosas o parasitarias, intoxicaciones o traumatismos (diagnóstico diferencial) (Figura 17).

Hay que considerar que dado el carácter migratorio de muchas de estas aves (por ejemplo, aves silvestres), el lugar donde aparecen muertas no necesariamente tiene que ser el mismo donde se han infectado, especialmente después de la época de apareamiento.

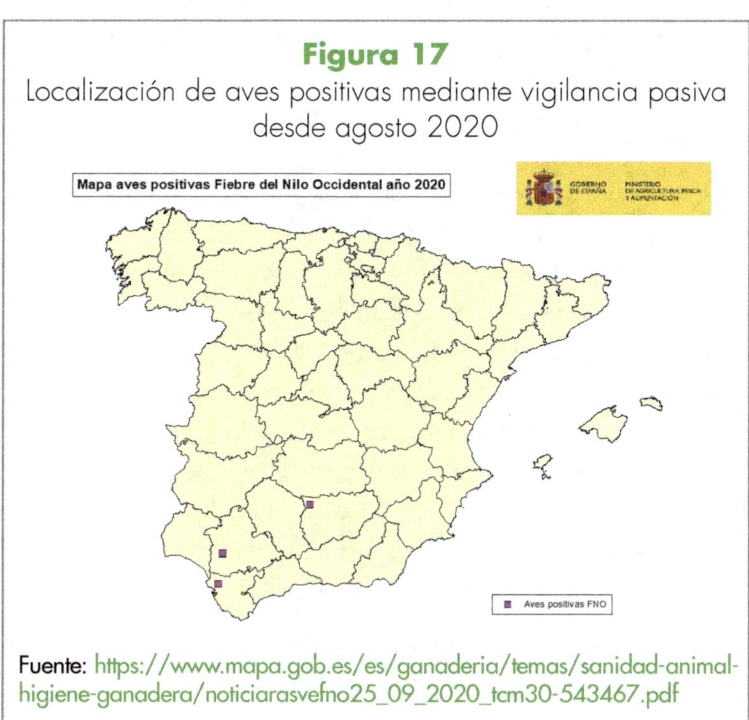

Figura 17

Localización de aves positivas mediante vigilancia pasiva desde agosto 2020

Fuente: https://www.mapa.gob.es/es/ganaderia/temas/sanidad-animal-higiene-ganadera/noticiarasvefno25_09_2020_tcm30-543467.pdf

Vigilancia activa

Este tipo de vigilancia se puede enfocar de dos maneras, basado en el uso de aves centinela o en el muestreo de aves silvestres, tomando muestras de sangre para la detección de anticuerpos:

- ### Uso de aves centinela

Se pueden emplear palomas o faisanes que, aunque no son tan susceptibles a la infección como las aves silvestres, presentan una baja mortalidad y, lo más importante, actúan como fondo de saco epidemiológico, no desarrollando una viremia suficiente como para que puedan infectar a nuevos vectores de la enfermedad. Las aves se mantendrán en jaulas, que contarán con un diseño respetuoso con el bienestar animal, repartiéndose por las zonas en las que se vaya a llevar a cabo la vigilancia.

- ### Muestreo de aves silvestres

Este tipo de vigilancia resulta muy eficaz, tanto para detectar de manera rápida la circulación del virus en una determinada zona como para hacer un seguimiento de la actividad una vez detectada su presencia. En este caso, la vigilancia debería posibilitar la identificación de aquellos animales ya muestreados otros años, de manera que se pueda distinguir entre infecciones recientes o no. Para ello, serán de mayor utilidad aquellas especies con una tasa de reposición alta que faciliten una mayor proporción de aves no infectadas. La seroconversión en aves adultas sería indicativa de una infección reciente, aunque requiere de una recaptura frecuente.

Entre los inconvenientes de este tipo de vigilancia hay que considerar, como ya se ha señalado anteriormente, el hecho de que el carácter migratorio de las aves puede hacer que no coincida el lugar de detección de un ave infectada con el lugar donde se infectó.

3.3.2 Vigilancia en mosquitos

La vigilancia a este nivel es una herramienta primaria para cuantificar la intensidad de la transmisión del virus en un área geográfica determinada.

Mediante el uso de trampas específicas se pueden capturar mosquitos adultos y, de este modo, se puede detectar su presencia en una zona, las distintas especies que están presentes, su periodo de actividad, estructura de edades, estado reproductivo y abundancia en la zona.

Es muy importante elegir el lugar más adecuado para la colocación de la trampa, ya que se podría colocar en el propio humedal, en la zona limítrofe o incluso fuera del humedal. La diferencia viene dada por el hecho de que, en función de la ubicación, capturaremos individuos recién eclosionados del huevo o individuos con una elevada probabilidad de haberse alimentado con sangre de algún hospedador. Si las trampas están bien situadas este tipo de vigilancia es muy útil para detectar circulación vírica, y con ello establecer los periodos de riesgo (Figura 18).

Conviene resaltar que, en la epidemiología de esta enfermedad, el momento de mayor riesgo de transmisión a mamíferos (équidos y personas) se produce después de numerosos ciclos de infección aves-mosquito, momento en que la carga de mosquitos infectivos es elevada en un entorno en que la circulación viral es intensa. Considerando el periodo de actividad del mosquito, y según las experiencias recientes en otros países, ese hipotético momento de mayor presencia de vector infectivo cabe situarlo entre el final del verano y el principio del otoño.

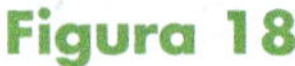

Figura 18

Localización de las trampas que deben remitir muestras
al LCV de Algete

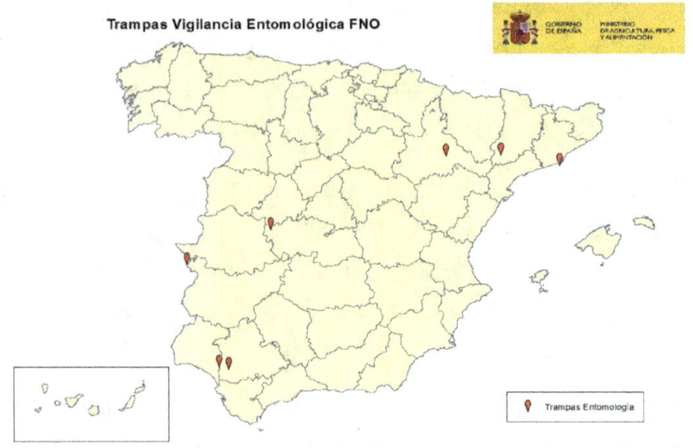

Fuente: https://www.mapa.gob.es/es/ganaderia/temas/sanidad-animal-
higiene-ganadera/programafiebredelnilooccidental202110092020_
tcm30-437515.pdf

3.3.3 Vigilancia en équidos

Los caballos son susceptibles de padecer la enfermedad,
pudiendo causar una mortalidad de hasta un tercio de los animales que se infectan dependiendo de la virulencia de la cepa,
a pesar de lo cual actúan como fondo de saco epidemiológico, ya que la viremia que alcanza el virus es insuficiente para
infectar mosquitos que piquen al animal y, por tanto, no puede
haber transmisión de la enfermedad a partir de un caballo infectado. Sin embargo, desde un punto de vista epidemiológico, tienen gran valor como centinelas de la actividad vírica, especialmente en aquellas zonas más alejadas de los humedales
en las que sea más difícil encontrar aves silvestres.

Vigilancia pasiva

Basada en el estudio de aquellos animales que presenten sintomatología compatible con la enfermedad. Para llevar a cabo este tipo de vigilancia es imprescindible contar con la sensibilización y colaboración de los propietarios de los animales y de los veterinarios clínicos (Figura 19).

Vigilancia activa

Basada en la toma de muestras de aquellos animales localizados en áreas geográficas que se consideren de riesgo y en el empleo de centinelas (Figura 19).

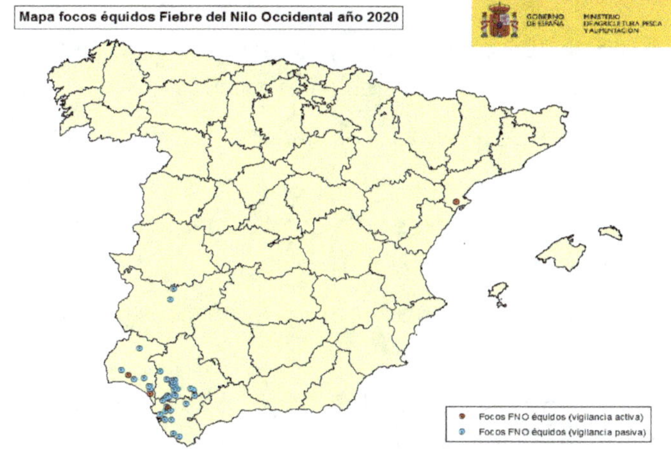

Figura 19

Focos notificados en équidos por resultado positivo a ELISA IgM en el LCV de Algete (Madrid), diferenciando aquellos que se han detectado por vigilancia activa y pasiva

Fuente: https://www.mapa.gob.es/es/ganaderia/temas/sanidad-animal-higiene-ganadera/noticiarasvefno25_09_2020_tcm30-543467.pdf

3.4 Desarrollo y duración del Plan

Como continuación a los estudios que se están llevando a cabo en España desde 2001, se profundizará en el desarrollo y ejecución de un Plan de Vigilancia ante la posibilidad de que el virus entre en nuestro territorio y poder, en ese caso, establecer las medidas a adoptar para su control y erradicación. Este punto del documento recoge las medidas necesarias para la realización de un Plan de Vigilancia en España para la enfermedad West Nile.

Dado el carácter estacional de la enfermedad, las fechas de ejecución coincidirán con la época de actividad del mosquito, normalmente comenzará en los meses de marzo-abril hasta finales de otoño. Este plan se prorrogará de modo automático anualmente.

3.5 Zonas de ejecución

Se definirán zonas de mayor o menor riesgo, para lo que se tendrán en cuenta los siguientes criterios:

- Existencia de poblaciones importantes de aves silvestres migratorias.

- Existencia de vectores o de condiciones favorables para su supervivencia.

- Proximidad a zonas declaradas endémicas (continente africano).

- Existencia de focos declarados de West Nile en la proximidad geográfica.

- Datos de seroprevalencia detectados o de aislamientos previos.

Es necesario destacar la importancia de la cuenca mediterránea como ruta de las aves migratorias, especialmente las acuáticas, sin olvidar las islas Baleares, que actúan como punto de descanso para muchas aves. Además, de forma más específica, tanto Doñana como el delta del Ebro son dos emplazamientos muy significativos como punto de parada de las aves y constituyen, junto con la Camarga en Francia, los tres humedales más importantes del sur de Europa Occidental.

En base a estas razones se han definido de modo general cuatro zonas de actuación prioritarias, aunque cada comunidad autónoma podrá definir en su territorio otras zonas de actuación según sus propios criterios:

* *Sur de España:* teniendo en cuenta la proximidad al continente africano, donde el virus es endémico, la detección de focos en 2010 en las provincias de Cádiz, Sevilla y Málaga y que es lugar obligado de paso de las aves migratorias. La vigilancia se centrará en el Parque Nacional de Doñana y en las provincias de Cádiz, Málaga y Sevilla, en las que se detectó circulación del virus en 2010.

* *Humedales de Cataluña:* ya que los casos detectados en Francia se sitúan especialmente cerca de la frontera con esta comunidad.

* *Humedales de la cuenca mediterránea*: situados en las comunidades de Valencia, Murcia y Baleares, considerando la importancia de esta zona como lugar de paso de las rutas migratorias, además de que las condiciones climáticas pueden favorecer la actividad y persistencia del vector.

* *Otras zonas* que las comunidades autónomas hayan considerado según sus propios criterios.

3.6 Niveles de actuación y áreas de vigilancia

Las actuaciones se realizarán en dos niveles. Los resultados del plan determinarán la puesta en marcha de las actuaciones en el siguiente nivel.

- *Nivel 1:* centrada en la vigilancia en aves y mosquitos (entomológica). La detección de seroconversiones múltiples o aislamiento del virus determinará la puesta en marcha del siguiente nivel de actuación.

- *Nivel 2:* en el momento en que la vigilancia anterior determine la presencia de circulación viral en concentraciones elevadas en aves, así como poblaciones abundantes de mosquitos, se pondrá en marcha la vigilancia en équidos.

3.7 Resumen de medidas de política sanitaria

Desde el inicio de la primera sospecha en explotaciones se debe implantar las siguientes medidas:

- Comunicación de la sospecha a las autoridades competentes (sanidad animal/salud pública).

- Censado de équidos presentes en las explotaciones afectadas.

- Investigación epidemiológica.

- Inspecciones clínicas: detección de síntomas compatibles con WN.

- Vigilancia de explotaciones equinas cercanas.

- Control de vectores: desinsectación de animales e instalaciones.

- Vigilancia en fauna silvestre.

- Vacunación voluntaria de caballos con vacuna inactivada autorizada por la UE.

Anexo 1. Código zoosanitario de animales terrestres

- Dadas las características epidemiológicas del virus, se ha considerado que no está justificado el sacrificio de animales, salvo por razones de bienestar animal, ni la restricción de movimientos de animales, ni équidos ni aves, procedentes de las explotaciones afectadas.

- Finalmente, no se han adoptado medidas de restricción al movimiento de équidos desde la zona afectada debido a que estos, al igual que el hombre, se consideran epidemiológicamente como fondo de saco al no actuar como transmisores del virus por no desarrollar viremias con títulos suficientes como para poder transmitir el virus a otros animales.

Capítulo 8.16 del «Código sanitario para los animales terrestres» de la Organización para la Sanidad Animal (OIE). Los Estados miembros no deben imponer restricciones al comercio de huéspedes finales como, por ejemplo, los caballos.

CAPÍTULO 4

SITUACIÓN DE LA ENFERMEDAD EN EUROPA

SITUACIÓN DE LA ENFERMEDAD EN EUROPA

4.1 Resumen de la situación en Europa (2018, 2019, 2020)

En 2018, en la estación propia de transmisión del VNW (junio-noviembre) se detectaron un gran número de casos comparado con años previos. A fecha de 13 de diciembre de 2018, se registraron un total de 1503 casos humanos acumulados en la Unión Europea y países asociados (Figura 20 y 21): Italia (576), Grecia (311), Rumanía (277), Hungría (215), Croacia (53), Francia (27), Austria (20), Bulgaria (15), República Checa (5), Eslovenia (3) y Chipre (1).

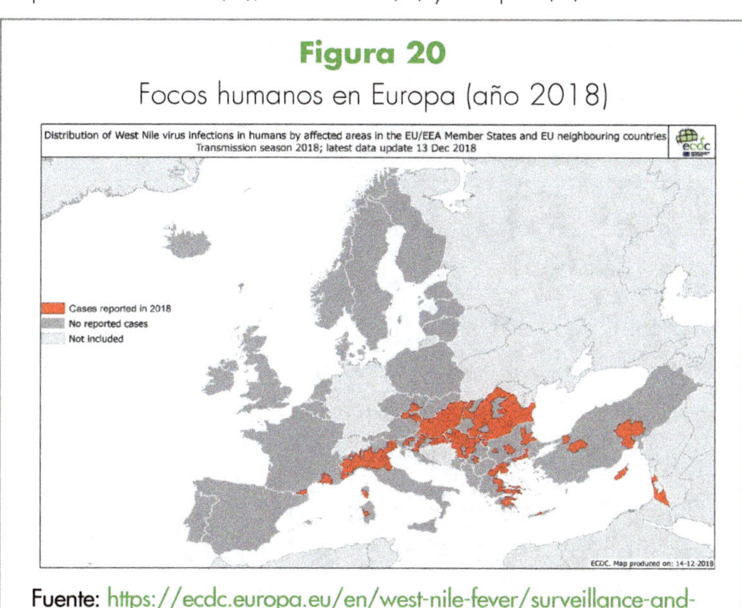

Figura 20

Focos humanos en Europa (año 2018)

Fuente: https://ecdc.europa.eu/en/west-nile-fever/surveillance-and-disease-data/disease-data-ecdc

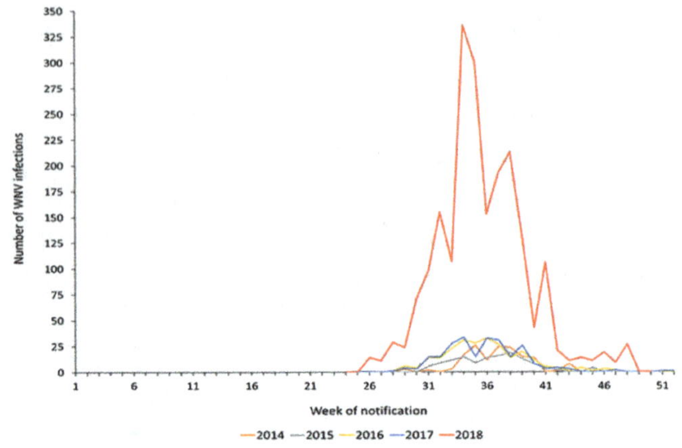

Fuente: Datos del Centro Europeo para la Prevención y Control de Enfermedades (ECDC)

https://www.ecdc.europa.eu/en/news-events/epidemiological-update-west-nile-virus-transmission-season-europe-2018

Asimismo, en los países vecinos se notificaron 580 casos humanos: Serbia (415), Israel (128), Turquía (23) y Kosovo (14).

Del total de casos confirmados, se produjeron 800 fallecidos a causa de la infección: Grecia (47), Italia (46), Rumanía (43), Serbia (35), Kosovo (3), Turquía (3), Bulgaria (2), República Checa (1) y Hungría (1).

Durante el mismo periodo estacional, se notificaron a través del Sistema de Notificación de Enfermedades Animales (ADNS, siglas en inglés de *Animal Disease Notification System*) adscrito al Centro de Control de Enfermedades Animales en Europa (ECDC, siglas en inglés de *European Centre for Disease Prevention and Control*), un total de 285 brotes de fiebre del Nilo Occidental en équidos (Figura 22): 149 en Italia, 91 en Hungría, 15 en Grecia, 13 en Francia, 9 en España, 2 en Austria, Rumanía y Alemania, y 1 en Eslovenia y Portugal. Este dato supone un 30 % de incremento en la prevalencia respecto al número de brotes en 2017.

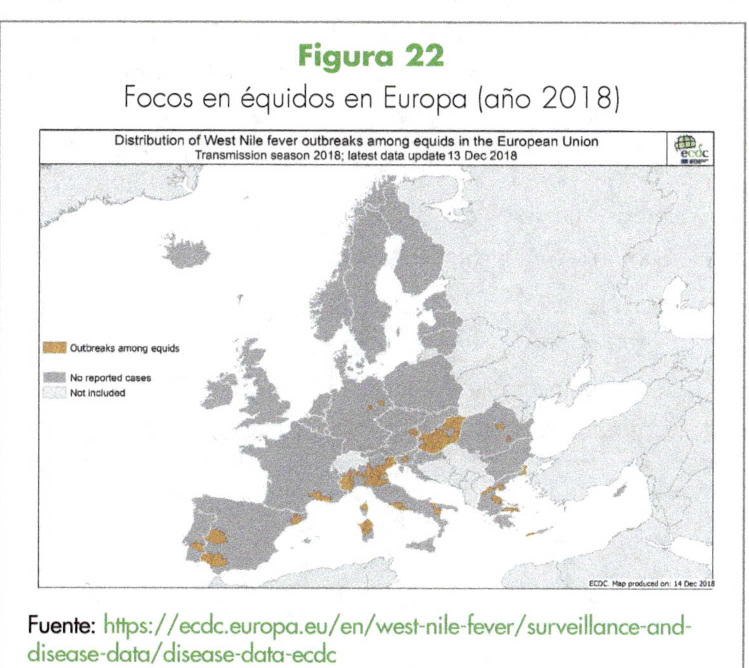

Figura 22

Focos en équidos en Europa (año 2018)

Fuente: https://ecdc.europa.eu/en/west-nile-fever/surveillance-and-disease-data/disease-data-ecdc

En diciembre de 2019, la Unión Europea (UE) y países limítrofes notificaron un total de 463 casos humanos (Figura 23). En el caso de los países de la UE, la distribución de casos (n = 410) fue la siguiente: 223 (Grecia), 66 (Rumanía), 53 (Italia), 36 (Hungría), 16 (Chipre), 5 (Bulgaria), 4 (Austria,

Alemania), 2 (Francia) y 1 (Eslovaquia). Por otra parte, los países vecinos o limítrofes notificaron 53 casos: 27 (Serbia), 10 (Israel), 10 (Turquía) y 6 (Macedonia del Norte). En ese periodo se registraron un total de 50 fallecimientos debido a la infección.

Durante la estación de transmisión del virus (junio-noviembre), los Estados miembros de la Unión Europea a través del Sistema de Notificación de Enfermedades Animales (ADNS), informaron de 93 brotes o focos activos en explotaciones equinas (Figura 23): 31 (Alemania), 21 (Grecia), 13 (Francia), 8 (Italia), 7 (Hungría), 6 (España), 4 (Austria) y 3 (Portugal).

Además, un total de 54 brotes o casos en aves fueron notificados al ADNS desde Alemania (53) y Grecia (1).

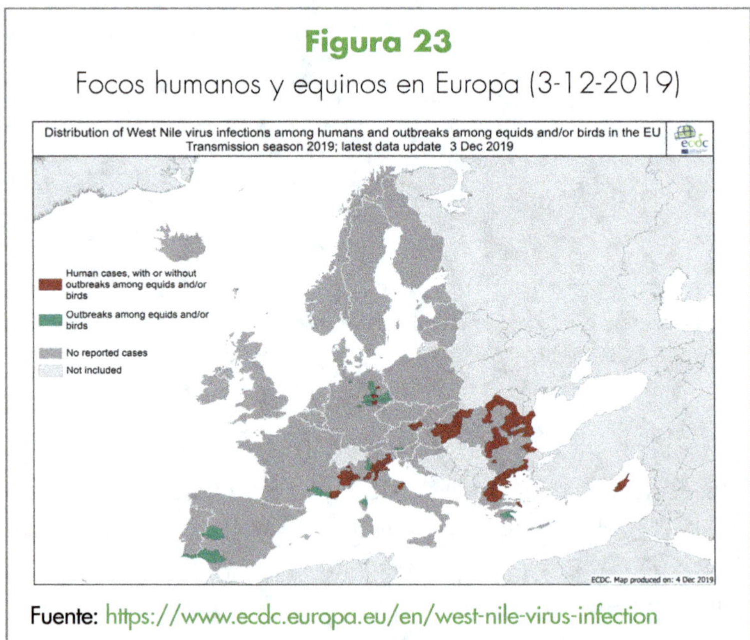

Figura 23
Focos humanos y equinos en Europa (3-12-2019)

Fuente: https://www.ecdc.europa.eu/en/west-nile-virus-infection

Desde el comienzo del periodo de transmisión 2020 hasta el 24 de septiembre (última búsqueda datos ECDC), los Estados Miembros han notificado un total de 243 casos humanos (Figura 24): Grecia (123, incluyendo 19 fallecidos), España (67, incluyendo 7 fallecidos), Italia (41, incluyendo 3 fallecidos), Alemania (5), Rumania (4) y Hungría (3). Todos los casos han sido registrados a partir de áreas afectadas durante estaciones de transmisión previas. Finalmente, y hasta el momento, no se han registrado casos en países vecinos.

Por otra parte, y hasta la fecha, se han registrado un total de 127 brotes entre équidos (Figura 24): España (99), Alemania (12), Italia (11), Francia (3), Hungría (1) y Portugal (1) a través del ADNS.

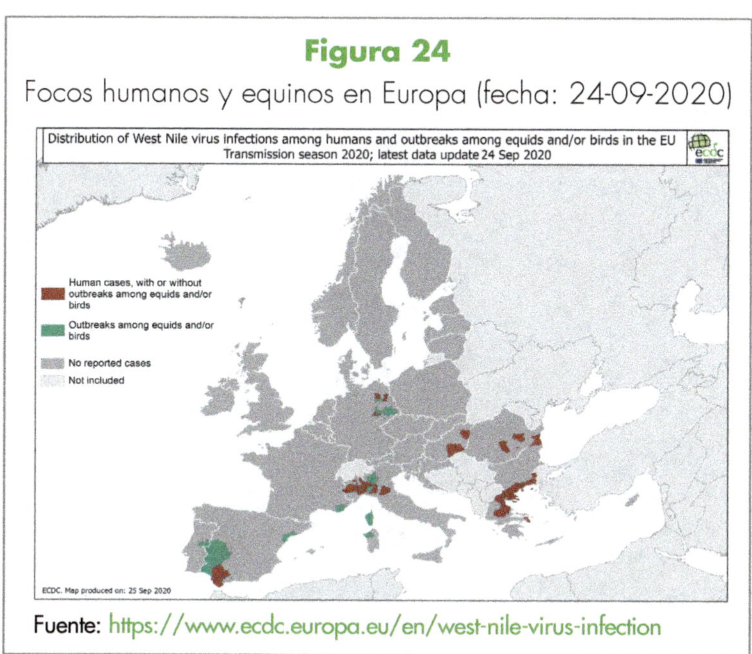

Figura 24

Focos humanos y equinos en Europa (fecha: 24-09-2020)

Fuente: https://www.ecdc.europa.eu/en/west-nile-virus-infection

CAPÍTULO 5

SITUACIÓN DE LA ENFERMEDAD EN ESPAÑA

CAPÍTULO 5

SITUACIÓN DE LA ENFERMEDAD EN ESPAÑA

5.1 Evolución epidemiológica

Desde la aparición de los primeros casos de VNO en caballos y humanos en el año 2010 en España, el número de estudios realizados se ha incrementado considerablemente. La mayoría se han centrado en conocer aspectos epidemiológicos y clínicos de la enfermedad en diferentes especies, incluida el ser humano, así como en el desarrollo y puesta a punto de herramientas diagnósticas.

Durante el periodo 2010-2019 se han declarado un total de 202 brotes de VNO en España (Figura 25). Mediante técnicas moleculares, se confirmó circulación del *linaje 1* en los años 2010, 2012, 2013, 2015 y 2016, lo cual sugiere una circulación endémica del virus en España. Sin embargo, en septiembre de 2017 se detectó por primera vez circulación del *linaje 2* en un ave rapaz con sintomatología clínica que ingresó en un centro de recuperación en Cataluña.

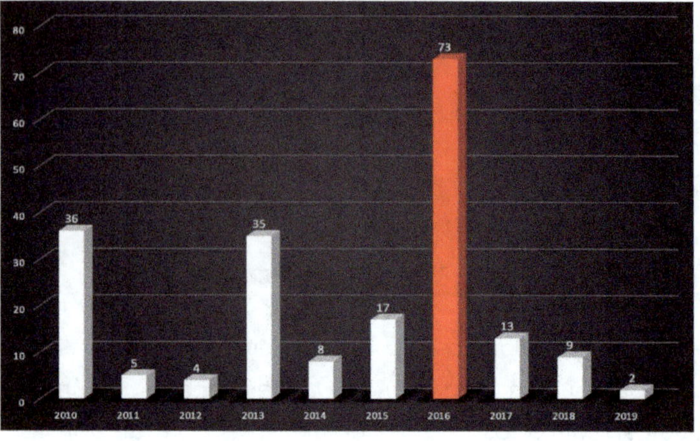

Fuente: García-Bocanegra, elaboración propia

En un estudio realizado para evaluar las características y la distribución espacio-temporal de los brotes de VNO en caballos en España durante el periodo 2010-2016 se comprobó que las tasas de morbilidad, mortalidad y letalidad fueron del 7,5 %, 1,6 % y 21,2 %, respectivamente. Los síntomas clínicos más comunes en caballos clínicamente afectados fueron: incoordinación/ataxia, depresión, desorientación, fiebre, tremores musculares, déficit de nervios craneales, descarga nasal y fotofobia (Figura 26). La distribución espaciotemporal de los brotes de VNO en España no fue homogénea, ya que la mayoría de ellos (92,7 %) se concentraron en la parte occidental de Andalucía (sur de España) (Figura 27).

Figura 26

Principales signos clínicos observados en brotes de VNO en España (periodo 2010-2016)

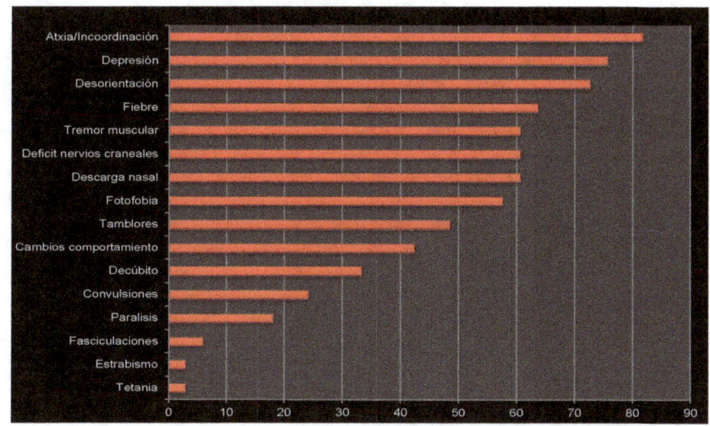

Fuente: García-Bocanegra, elaboración propia

Figura 27

Distribución espacio-temporal de brotes VNO en el periodo 2010-2016

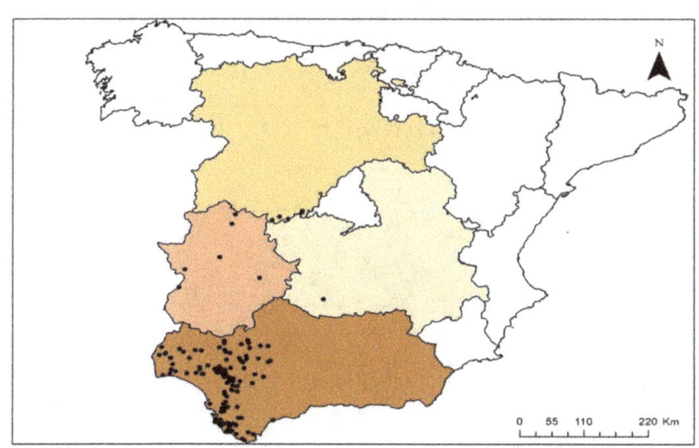

Fuente: García-Bocanegra *et al.*, 2018

Por otra parte, los principales factores ambientales implicados en la aparición de brotes fueron: (i) temperatura media anual; (ii) presencia de *Culex pipiens*; (iii) precipitación media anual; y (iv) distancia a los humedales. A partir de estas variables, se elaboró un mapa de riesgo de aparición de brotes en Andalucía (Figura 28). Como se puede observar, la mayoría de los brotes en caballos y humanos se localizaron dentro de las zonas de riesgo. Además, un elevado porcentaje de casos sospechosos (animales con clínica, pero negativos a detección de anticuerpos IgM) también se situaron dentro de las zonas de riesgo, lo que indica que posiblemente el número de brotes declarado está subestimado.

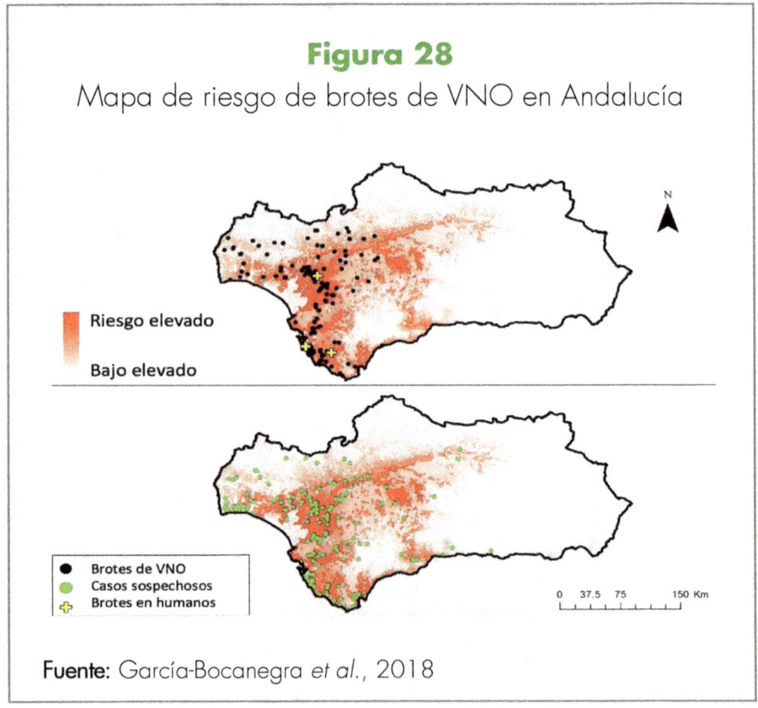

Figura 28

Mapa de riesgo de brotes de VNO en Andalucía

Fuente: García-Bocanegra *et al.*, 2018

Finalmente, y a partir de estudios seroepidemiológicos, se ha constatado la circulación del VNO en diferentes especies animales en nuestro país (Tabla 4).

Tabla 4
Resultados de seroprevalencia de VNO en diferentes especies animales en España

Especie	Periodo	Región	N.° de muestras analizadas	Seropre-valencia(%)
Humanos	1980	Cataluña	1037	9,3
	2001	Cataluña	992	0,2
	antes 2010	Andalucía	504	0,6
	2010-2011	Cataluña	800	0,1
Caballos	2005	Andalucía	144	8,3
	2005-2008	Andalucía	376	0,5
	2007-2011	Cataluña	199	0
	2010-211	Andalucía	348	8,3
	2011-2013	Centro de España	369	1,4
	2015-2016	España	495	3,1
	2018-2019	España Extremadura	725	19,7
Mulos	2010-211	Andalucía	83	9,6
Burros	2010-211	Andalucía	82	4,9
Aves domésticas	2008-2010	Cataluña	64	0
	2011	Andalucía	1052	1,1

Aves silvestres	2003-2005	Andalucía	1213	10,4
	2004-2006	Andalucía	227	2,2
	2006	Islas Canarias	81	4,9
	2006-2009	Andalucía	201	1
	2007-2011	Cataluña	1086	1,5
	2011-2012	Andalucía	159	23
	2013	Andalucía	149	1,3
	2013-2014	Andalucía	142	2,1
Rumiantes silvestres	2003-2014	España	4693	2,4
	2003-2011	España	327	0,2
Jabalíes	2007-2010	Centro-sur de España	545	1,7
	2003-2011	España	742	4
Cerdos	2009-2010	Centro-sur de España	177	2,3
Vacas	2005	Andalucía	194	0
Zorro	2006-2008	Centro-sur de España	103	1
Perros	2013-2015	Sursuroeste España	815	1,3-1,6
Animales de zoo	2013-2014	Andalucía	49	2
	2008-2018	España	570	1,8

Fuente: García-Bocanegra, elaboración propia

CAPÍTULO 6

CAMBIO CLIMÁTICO Y FIEBRE DEL NILO OCCIDENTAL (FNO)

CAPÍTULO 6

CAMBIO CLIMÁTICO Y FIEBRE DEL NILO OCCIDENTAL (FNO)

Como todas las arbovirosis, la infección por el virus del Nilo Occidental se distribuye necesariamente en áreas donde las poblaciones de vectores competentes son lo suficientemente abundantes. Los hábitats de los artrópodos dependen de una variedad de condiciones ambientales, incluyendo la temperatura, humedad y disponibilidad de agua. Como se ha mencionado anteriormente, el mosquito *Culex pipiens* es el vector más común del VNO en Europa.

Según estudios recientes, la incidencia del WNV en Europa es mayor en años de más lluvias y temperaturas más elevadas durante la primavera. Estos factores favorecen considerablemente el desarrollo de poblaciones de mosquitos permitiendo su desarrollo y expansión desde los meses de primavera.

En el caso del brote de 2020 en España, el mes de mayo registró unas precipitaciones superiores en un 80 % a la lluvia promedio registrada en años anteriores; además, el confinamiento por la pandemia del SARS-CoV-2 (COVID-19) puede haber facilitado la reproducción de los mosquitos en las áreas geográficas de riesgo debido a la relajación en las medidas de control entomológico.

En relación con el cambio climático, las temperaturas elevadas (30-32 °C) promueven una maduración más rápida del mosquito, una reducción del periodo de incubación del virus y un incremento en la replicación viral en el mosquito, lo que incrementa la probabilidad de transmisión del virus. Temperaturas demasiado elevadas, por encima de los 35-40 °C, podrían resultar fatales para los mosquitos. Temperaturas bajas (14-18 °C) producen una disminución en la actividad metabólica de los mosquitos en el vuelo o los comportamientos alimentarios. Aunque la presencia invernal como adultos se ha constatado en España para *Culex pipiens*, *Culex modestus*, *Culex perexiguus* y *Culex theileri*, su papel vectorial durante el periodo de bajas temperaturas se considera limitado. Por tanto, las condiciones óptimas de temperatura para la presencia del *Culex pipiens* y la posible circulación del VNO se producen en España entre abril y octubre. Dependiendo de las zonas geográficas y si se dan las condiciones climáticas adecuadas (temperaturas altas y ausencia de lluvias importantes), este periodo podría extenderse hasta finales de noviembre.

Aunque, como hemos mencionado anteriormente, podría también existir una relación entre la tasa de precipitaciones y la abundancia de *Culex* spp., si bien esta asociación no está tan clara y podría estar más influenciada por otros factores locales, como la topografía, el tipo de suelo y la vegetación, los cuales pueden tener un impacto en la capacidad del suelo de crear aguas estancadas, el hábitat preferido de los mosquitos.

La presencia de hábitats acuáticos parece ser un factor influyente en la supervivencia y actividad vectorial. Las etapas del desarrollo de los mosquitos *Culex* spp. se producen en estos hábitats y su capacidad de vuelo está limitada a un área no superior a 7 km de las zonas acuáticas. Estudios científicos han demostrado que los brotes de VNO que se notificaron entre 1999 y 2010 en Europa y los países mediterráneos se localizaron a una distancia media de 3,2 km de las zonas acuáticas.

En España, existe un amplio número de humedales que están distribuidos por todas las comunidades autónomas (Figura 29). Sin embargo, aunque la asociación entre VNO y los humedales parece clara, no se puede descartar la ocurrencia de transmisión de VNO en otro tipo de entornos; en Europa se han producido grandes brotes de infección por VNO en humanos en zonas urbanas (Bucarest en 1996 y Belgrado en 1999).

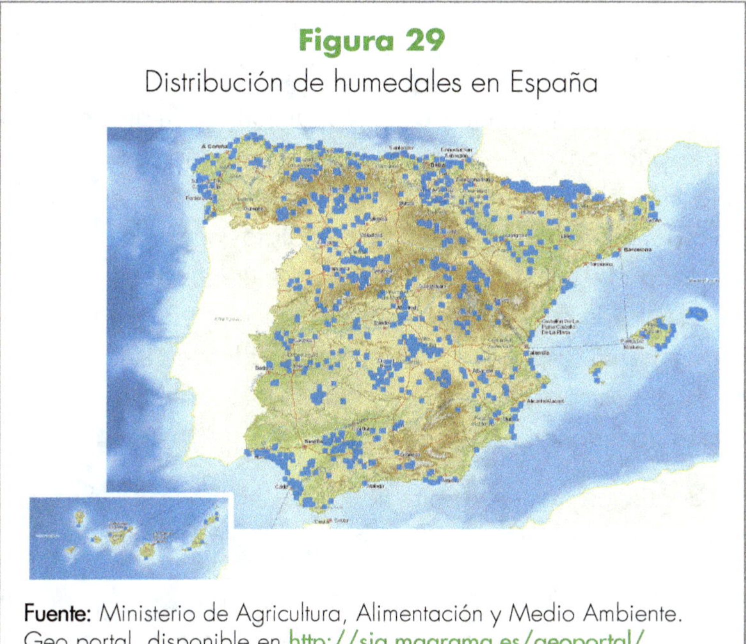

Figura 29

Distribución de humedales en España

Fuente: Ministerio de Agricultura, Alimentación y Medio Ambiente. Geo portal, disponible en http://sig.magrama.es/geoportal/

Las zonas de mayor riesgo de infección por VNO son por tanto aquellas en las que confluyen los distintos factores ecológicos: áreas cercanas a ecosistemas húmedos (humedales, deltas de río) con las condiciones climáticas que permiten una elevada densidad de mosquitos, con presencia de poblaciones de aves que mantienen el ciclo ave-mosquito y la posibilidad de interacción con poblaciones equinas y humanas susceptibles. La ubicación estratégica en las rutas migratorias de aves procedentes de zonas endémicas puede incrementar el riesgo debido a las posibles reintroducciones del virus a partir de las aves migratorias.

El cambio climático, por un lado, que facilita que muchas enfermedades salgan de sus nichos ecológicos con facilidad, y los procesos de globalización que hacen el mundo cada vez más pequeño, por el otro, se han convertido en aliados potenciales de este tipo de enfermedades.

Los expertos apuntan a las condiciones climáticas como causa principal del repunte de casos y del temprano inicio de la temporada de transmisión, que normalmente tiene lugar de junio a noviembre. De hecho, especialistas en salud y cambio climático alertaron del peligro que el recalentamiento global representa para la salud pública en Europa, ya que una mayor temperatura puede propiciar la llegada de vectores tropicales que propaguen enfermedades poco comunes en esta región tradicionalmente más fría.

Según Jan Semenza, director de Evaluación de la Sección Científica del ECDC:

«A temperaturas más altas, los mosquitos se reproducen más rápido. Todo se acelera y se obtiene una mayor rotación,

mayores poblaciones de mosquitos y un creciente potencial epidémico de virus. Todos estamos un poco desconcertados acerca de lo rápido que pudieran venir estos cambios. Cada vez estamos viendo más y más de estos episodios climáticos extremos».

Según los resúmenes mensuales del *Copernicus Climate Change Services*, un sistema europeo que controla los desafíos ambientales y sociales asociados con los cambios climáticos inducidos por el hombre, la precipitación promedio observada en marzo de 2018 estuvo por encima del promedio del periodo 1981-2010 en muchas partes de Europa, especialmente en las zonas afectadas por el VNO. En abril de 2018, las temperaturas del aire en la superficie presentaron una marcada anomalía por encima del promedio, mientras que la precipitación fue casi normal. Las temperaturas en mayo de 2018 también fueron más altas que el promedio de 1981-2010 en las áreas afectadas por el VNO. Cabe destacar que la precipitación en Italia y los países a lo largo de la costa adriática fue muy superior al promedio en mayo. En junio de 2018, se produjeron precipitaciones muy por encima de la media en la mayor parte del sur de Europa, y en particular en los países a lo largo de la costa del Adriático, con inundaciones en varias regiones, incluso en Grecia y Rumanía.

Este patrón climático observado es indicativo de una temporada de primavera temprana en la parte sureste de Europa y podría haber sostenido condiciones ambientales que favorecen un rápido aumento de la población de vectores.

Según los expertos, esta nueva situación podría también aumentar el riesgo de transmisión en Europa de otras enfermedades transmitidas por mosquitos *Aedes* spp., como el dengue, Zika o Chikunguña.

Pero además de las condiciones climáticas, también hay otros factores como el aumento del turismo y de los viajes internacionales que pueden acercar enfermedades tropicales a zonas habitualmente libres de ellas (Figura 30).

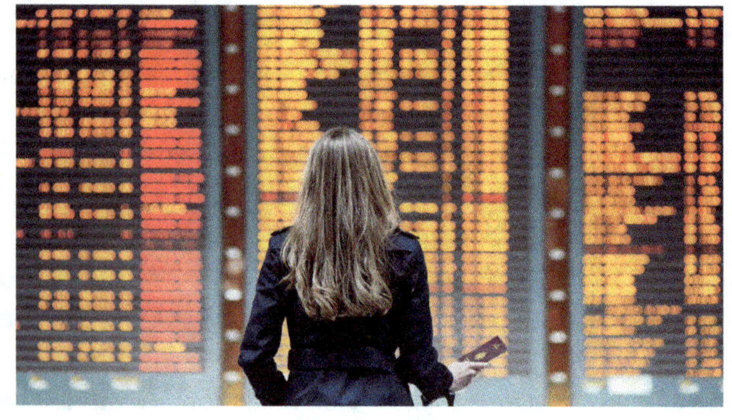

Figura 30

El aumento de viajes internacionales es otra de las causas por la que enfermedades de origen tropical como la fiebre del Nilo se expanden a otras regiones

Siguiendo un enfoque *One Health*, los nuevos mapas epidemiológicos apuntan a resaltar áreas a nivel NUTS3 (Nomenclatura de las Unidades Territoriales Estadísticas); son una serie de demarcaciones territoriales utilizadas por la Unión Europea con fines estadísticos. Fueron creadas por la Oficina Europea de Estadística *(Eurostat)* para dar uniformidad en las estadísticas regionales europeas, donde el VNOI está circulando en hospedadores incidentales.

Un área afectada por este virus se define como el tercer nivel de la Nomenclatura de Unidades Territoriales para Estadísticas (NUTS3), donde se ha confirmado al menos un caso humano de transmisión de FNO autóctona.

Este conjunto de mapas tiene como objetivo informar mejor a los Estados miembros de la UE para la implementación de medidas preventivas (Figura 31).

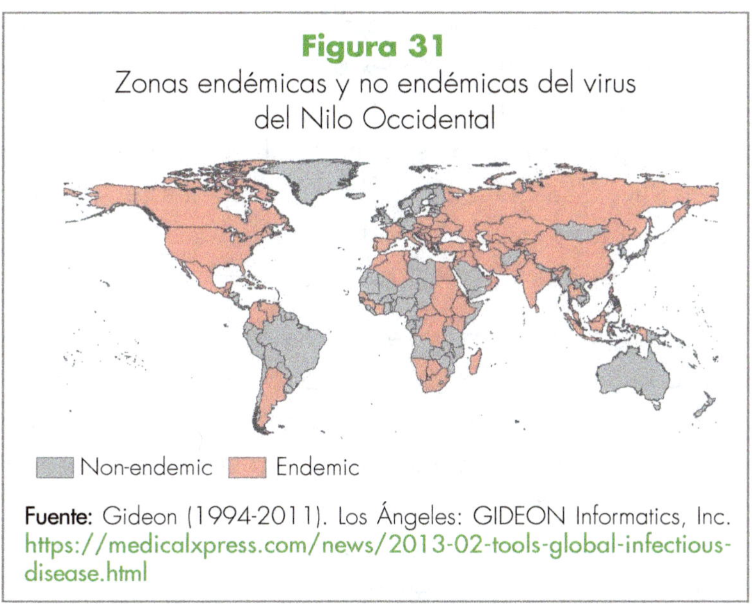

Figura 31

Zonas endémicas y no endémicas del virus del Nilo Occidental

Fuente: Gideon (1994-2011). Los Ángeles: GIDEON Informatics, Inc. https://medicalxpress.com/news/2013-02-tools-global-infectious-disease.html

6.2 El papel de los artrópodos vectores (mosquitos)

Los mosquitos del género *Culex* se consideran los principales vectores del VNO, tanto en Europa como en América. Dentro de estos mosquitos, existen especies con acusadas preferencias para alimentarse de aves (ornitófilos), pero que también pican a mamíferos, tales como humanos y caballos. Algunos estudios en Norteamérica han sugerido que, tras un periodo a comienzos del verano (mayo-junio) en el que prevalece el ciclo mosquito-ave-mosquito que permitiría la amplificación del VNO, la incidencia de picaduras a mamíferos podría incrementarse cuando disminuyen las poblaciones de aves, lo que explicaría la mayor intensidad de las epidemias de VNOa finales del verano, comienzo del otoño. Así, por ejemplo, se ha documentado un incremento en la alimentación de los *Culex pipiens* a partir de humanos de julio hasta octubre, coincidente con la disminución de la población de aves de la especie zorzal robin (*turdus migrato rius*), el huésped preferido de los *Culex pipiens* en muchas zonas de Norteamérica, debido a los movimientos dispersivos de estas aves tras su periodo de cría.

Esta situación también se ha observado con relación a la dispersión y disminución de la población de aves paseriformes migrantes. Los mosquitos del género *Culex* tienen una amplia distribución y se adaptan a una gran variedad de hábitats, tanto naturales como humanizados, lo que facilita la transmisión. Las hembras de este género pasan el invierno en estado de hibernación, ocultas en zonas donde normalmente las temperaturas no son tan extremas, por ejemplo, en el interior de construcciones humanas, madrigueras, agujeros de árboles, alcantarillas o protegidas por vegetación muy densa como en los carrizales. Esta facilidad para pasar el invierno vivas hace que cuando las temperaturas aumenten entren en actividad y puedan alimentarse, incluso durante el invierno. El VNO se encuentra muy adaptado a estos mosquitos, estando documentado en algunas de sus especies una transmisión vertical transovárica, es decir, las hembras infectadas pueden pasar el virus a través de los huevos. Cuando eclosionan las larvas de los mosquitos de estos huevos ya están infectados pudiendo transmitir el virus en su primera ingestión de sangre una vez alcanzada su fase adulta. Esta podría ser una forma de mantenimiento del virus en ambientes naturales.

En España, *Culex pipiens* puede considerarse el vector principal dada su amplia distribución y abundancia. En las zonas geográficas donde se han estudiado en profundidad las poblaciones de mosquitos (Gerona, Barcelona, Madrid, Salamanca, Huelva), esta especie se encuentra ampliamente distribuida, lo que nos lleva a pensar que ocurre lo mismo en las provincias donde no se ha estudiado con la misma profundidad. Ocupa todo tipo de hábitats, por lo que sería un buen vector no solo en ecosistemas naturales sino también en zonas humanizadas.

En zonas urbanizadas se ha adaptado a vivir incluso en aguas con altos niveles de contaminación. Es una especie altamente ornitófila, pero con carácter oportunista en cuanto a la alimentación, y debido a su facilidad para criar en ambientes antropógenos puede actuar como un vector puente que transmita el virus entre las aves y los seres humanos. Este mosquito podría estar implicado en el mantenimiento de un ciclo invernal de baja intensidad (diapausa), pero suficiente para mantener un ciclo endémico. En la Figura 32 se muestra la distribución de los mosquitos *Culex pipiens* en España, según lo descrito en la bibliografía.

Fuente: https://www.mapa.gob.es/es/ganaderia/temas/sanidad-animal-higiene-ganadera/manualwnoctubre2019_tcm30-111128.pdf

Las especies *Culex* (*Barraudius*) *modestus* y *Culex perexiguus* (= *univittatus*) aparecen como las mejor capacitadas para transmitir la enfermedad en ambientes naturales, pudiendo invadir las poblaciones que se encuentren en sus proximidades. Sin embargo, su distribución en España parece estar muy localizada en algunos enclaves del interior y en la costa mediterránea en el caso de *Culex modestus* (Figura 33).

En la especie *Culex perexiguus*, que en el sur de España parece ser más abundante en arrozales, también se ha comprobado la transmisión vertical transovárica del virus del Nilo Occidental (Figura 33). Ambas especies se alimentan mayoritariamente de aves y podrían ser muy importantes para el mantenimiento del ciclo enzoótico.

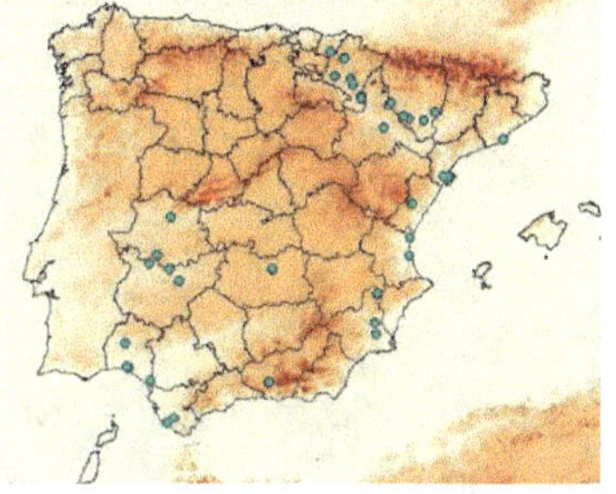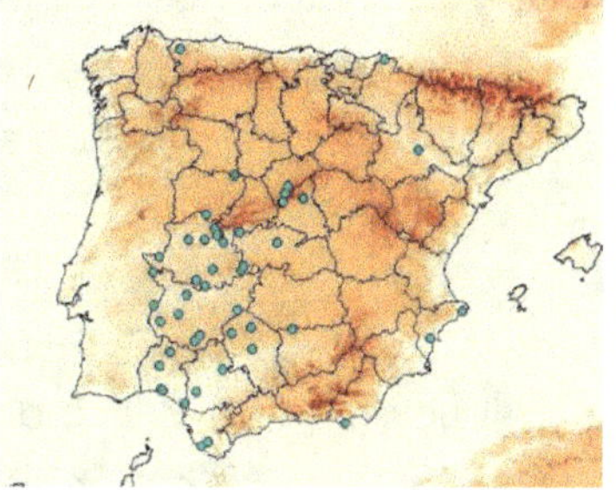

Fuente: https://www.mapa.gob.es/es/ganaderia/temas/sanidad-animal-higiene-ganadera/manualwnoctubre2019_tcm30-111128.pdf

Puesto que los principales vectores, es decir, las diversas especies del género *Culex*, hibernan en su forma adulta y está probada la transmisión transovárica, existe un riesgo elevado del mantenimiento del virus entre los mosquitos y las aves durante todo el año en condiciones naturales. Todo ello facilitaría la endemicidad en ciertos puntos de la geografía española.

Los mosquitos *Culex* son capaces de sobrevivir en el invierno a bajas temperaturas. En el bajo Guadalquivir se han encontrado hembras de *Culex pipiens*, *theileri* y *perexiguus* en todos los estadios gonotróficos desde noviembre a febrero. Sin embargo, el incremento de la temperatura produce un desarrollo más rápido del mosquito. La supervivencia es más elevada entre 20 y 30 °C, mientras que las temperaturas extremas, demasiado elevadas o bajas, pueden resultar fatales para estos mosquitos.

En general, la transmisión del VNO mediante estos vectores no es posible en isotermas inferiores a 20 °C en verano, por lo que, en todo el país podría producirse transmisión, salvo en las zonas correspondientes a la cordillera Cantábrica, los montes de León, los Pirineos y algunas áreas del Sistema Central y del Sistema Ibérico en Burgos, Soria, Ávila, Segovia y Teruel (Figura 34).

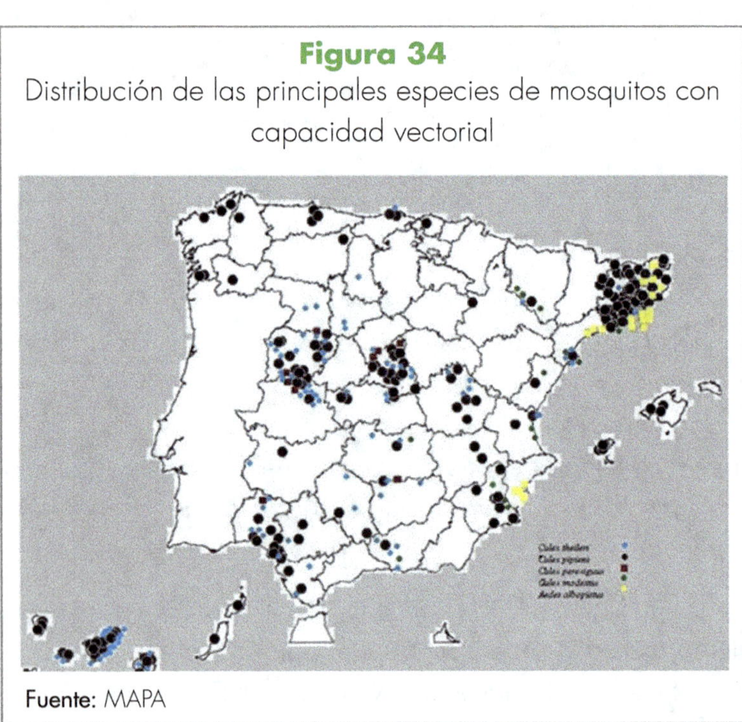

Figura 34

Distribución de las principales especies de mosquitos con capacidad vectorial

Fuente: MAPA

6.3 El papel de las aves como reservorio

Las aves son los huéspedes naturales del VNO y actúan como reservorios amplificadores. En España, existe una gran variedad de especies de aves que serían susceptibles a la infección. La mayoría de las especies desarrollan síntomas muy leves, aunque presentan altas viremias y generan inmunidad para toda la vida. Las especies de la familia *Corvidae* (cuervos, arrendajos y urracas) desarrollan enfermedad severa y presentan una alta mortalidad por VNO, lo cual puede hacer de ellas útiles centinelas para alertar de la presencia del virus en nuevas áreas de circulación viral.

Las aves pueden contribuir a la diseminación del VNO a corta y a larga distancia. La hipótesis de la introducción del VNO desde África a Europa y la cuenca mediterránea a partir de aves migratorias se ha avalado por diversos estudios filogenéticos de las cepas circulantes (Figura 35).

El brote de VNO que ocurrió en el año 2000 en la región de la Camarga francesa característica por sus humedales, y donde el virus no se había observado desde los años 1960, se ha asociado a una posible dispersión del virus a partir de aves migratorias procedentes del África subsahariana.

España se encuentra como etapa o destino de cría de muchas rutas migratorias de aves procedentes de áreas endémicas para el VNO, como el continente africano. Estas aves pasan el invierno en África y se reproducen en España, siendo su recuento máximo durante los meses estivales. La mayoría pertenecen al orden *Passeriformes*, un orden que incluye una gran variedad de especies de aves (golondrinas, tordos), algunas de las cuales se han descrito como reservorios del VNO.

Figura 35

Principales rutas de migración de aves en España

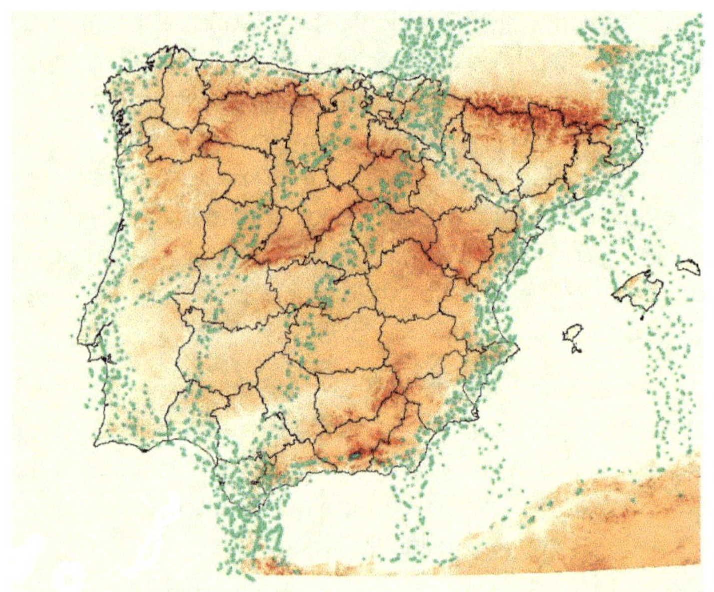

Fuente: J. Lucientes. https://www.mscbs.gob.es/gl/profesionales/saludPublica/ccayes/analisisituacion/doc/Evaluacion_de_riesgo-VNO-2017.pdf

CAPÍTULO 7

PERSPECTIVAS DE FUTURO

CAPÍTULO 7

PERSPECTIVAS DE FUTURO

La FNO en Europa se considera una enfermedad emergente debido a la extensión en años recientes a nuevas áreas geográficas y poblaciones. Parte de este incremento puede deberse a un mayor conocimiento del virus y a los avances en los sistemas de vigilancia y en la capacidad diagnóstica. Sin embargo, hay otros factores que se detallan a continuación que pueden estar asociados a esta situación y con un potencial impacto en la epidemiología de la enfermedad en España.

La península ibérica se encuentra entre las isotermas de 10 y de 20 °C, quedando el norte y las regiones centrales entre 10 y 15 °C. Las regiones del sur se encontrarían por encima de la isoterma de 15 °C. El cambio climático, en la medida en que predice un aumento en la temperatura global, puede facilitar la presencia de vectores en todo el territorio peninsular. Los cambios en la temperatura, precipitaciones y humedad asociados modifican el hábitat de los mosquitos y pueden tener un importante impacto en la transmisión de las arbovirosis al incrementar la densidad de los vectores, su distribución geográfica y su periodo de actividad.

Las preferencias en la alimentación de los mosquitos pueden tener un impacto importante en la epidemiología del VNO. En Estados Unidos algunos estudios sugieren que determinadas especies cambian sus preferencias de las aves hacia los mamíferos al final del verano, lo que puede intensificar las epidemias en humanos. En España se han puesto también de relieve las posibles diferencias en el riesgo de transmisión del VNO según las especies de mosquitos existentes, lo que conduciría a una importante heterogeneidad geográfica.

Cambios en la circulación del virus pueden tener también un impacto en la transmisión. En países cercanos de Europa como España, Grecia, Italia y Rumanía hay constancia de la reciente identificación del virus de *linaje 2*, por lo que es presumible que circulen más variantes de las que circulaban con anterioridad.

Las modificaciones en la actividad o en la demografía humana, como pueden ser la urbanización de zonas rurales, pueden conducir a una mayor interacción de la población con el ciclo ave-mosquito y a una mayor probabilidad de infección.

Por todo ello, España reúne todas las condiciones que pueden favorecer la circulación del VNO: (i) gran variedad de posibles reservorios; (ii) etapa en las rutas migratorias de aves procedentes de áreas endémicas; (iii) proximidad a zonas endémicas como África y Oriente Próximo; (iv) diversidad de vectores ampliamente difundidos por la geografía española; (v) presencia del principal vector implicado en el ciclo de amplificación aviar (mosquitos del género *Culex*) en todo el territorio; y (vi) características ecológicas y climáticas favorables (amplias zonas y largos periodos del año de elevadas temperaturas, gran cantidad de humedales).

De los resultados filogenéticos obtenidos hasta la fecha sobre aislados de diferentes años y zonas geográficas de VNO circulantes en España se puede concluir que:

- Los datos moleculares y epidemiológicos sugieren que la primera introducción de VNO en la región del Mediterráneo occidental posiblemente fue a través de aves migratorias.

- Los aislados de VNO caracterizados en España entre 2007 y 2016 se distribuyen en al menos dos clústeres dentro del grupo de aislados del oeste mediterráneo (Wmed-1 y Wmed-2), de los cuales el clúster Wmed-2, causante de los primeros aislados españoles, parece haberse extinguido, al menos de nuestro territorio, al no agruparse en él ninguna secuencia posterior a 2008.

- El virus no necesita nuevas introducciones desde otros territorios para producir nuevos brotes, dado que se mantiene la circulación de forma endémica en la península ibérica.

- Los estudios filogenéticos sugieren al menos 2 introducciones recientes en nuestro país desde otras zonas del Mediterráneo.

La probabilidad de infección en la población humana viene determinada por la probabilidad de exposición a mosquitos infectados. El entorno ideal para que la transmisión a humanos se produzca sería el de proximidad geográfica entre poblaciones humanas y zonas donde interaccionan vectores con aves infectadas. Además, las temporadas ideales son aquellas de especial abundancia de mosquitos y en las que la densidad de aves disminuye, coincidiendo con el fin de la estación de cría y el inicio de la migración de otoño, lo que lleva a los mosquitos vectores, habitualmente ornitófilos, a alimentarse de forma oportunista de mamíferos (animales o humanos).

Los estudios sugieren que el VNO ha circulado en diversas zonas de España desde al menos la década de los años 2000. Por un lado, existe el riesgo de introducción o reintroducción del virus a partir de aves migratorias infectadas procedentes de zonas con circulación viral, incluyendo áreas del norte y centro de Europa donde hay constancia de circulación del VNO *linaje 2*. Por otro lado, las evidencias disponibles indican que podría existir una circulación establecida del VNO en algunas áreas de España, mantenida en un ciclo enzóotico entre las aves como hospedadores y los mosquitos vectores, de manera similar a la situación identificada en otros países de Europa. Hasta el momento estas áreas parecen estar ubicadas fundamentalmente en Andalucía, principalmente en la provincia de Cádiz. La detección de aves residentes seropositivas para VNO, los estudios filogenéticos de los virus circulantes, las condiciones climáticas que permiten la actividad continuada de los mosquitos, la transmisión vertical transovárica del VNO y la capacidad del virus de sobrevivir al invierno en los mosquitos *Culex pipiens* y *Culex perexiguus* y la recurrencia de casos en equinos en la misma zona en años consecutivos, en la que también se identificaron dos casos en humanos en el año 2010, apoyan la hipótesis de la endemización de la infección.

Hasta la fecha, los estudios disponibles han encontrado bajas seroprevalencias de anticuerpos en población humana, en contraste con mayores porcentajes de seropositividad en determinadas poblaciones de aves y caballos. Esto sería consistente con que la circulación del VNO en España estuviera centrada fundamentalmente en determinadas zonas rurales cercanas a humedales y con abundantes poblaciones de aves. Los municipios de Andalucía donde se han identificado los casos en equinos en los últimos años reunirían esas características.

El escenario más plausible es el del mantenimiento de la circulación del VNO en áreas donde se ha demostrado en años anteriores, con una posible extensión a otras áreas en las que se dan las condiciones ecológicas favorables. La aparición de casos humanos podría ser esporádica y limitada espacial y temporalmente, en función de diferentes factores como condiciones climáticas, densidad de vectores y proximidad de población humana susceptible. Sin embargo, y como se ha constatado en el año 2020, no se puede descartar un escenario de transmisión epidémica con un mayor número de personas afectadas en determinadas áreas, sobre todo si se establecen ciclos de circulación viral en las aves residentes de hábitats más próximos a las zonas pobladas, y por determinadas circunstancias epidemiológicas comentadas anteriormente. También hay que considerar el escenario reciente de transmisión en algunos países europeos cercanos con un incremento en la notificación de casos y la identificación del *linaje 2*.

En cuanto al potencial impacto, en términos de morbi-mortalidad, de la infección por VNO en humanos es característico que la mayoría de los casos son asintomáticos y, a pesar de que según los estudios serológicos existentes la susceptibilidad a la infección de la población española es muy elevada, la probabilidad de enfermedad neuroinvasora y muerte se considera baja.

1) Estrategia *One Health*: abordar de forma integral y multidisciplinar la vigilancia y control de la circulación del VNO en España. Para ello se debe reforzar la coordinación a nivel local, autonómico y nacional entre los sectores de salud humana, animal y ambiental. Esta coordinación debería reflejarse y enmarcarse en un Plan Nacional integral de preparación y respuesta frente a arbovirosis que incluya a todos los actores implicados.

2) Consolidar la vigilancia epidemiológica de la FNO en humanos en España, en base al protocolo aprobado por la Ponencia de Vigilancia, el cual indica la obligatoriedad de la notificación inmediata e incluye la vigilancia activa en humanos cuando se detecte circulación viral, ya sea en equinos, aves o vectores o por detección del primer caso en humanos. En la Unión Europea, la FNO es de declaración obligatoria a la Red de Vigilancia Europea desde diciembre de 2007.

3) Reforzar la vigilancia en aves en el marco del Plan de Vigilancia del Ministerio de Agricultura (MAPA, 2020-2021), para disponer de más información sobre las distintas especies de aves hospedadoras. La información sobre la participación de las aves residentes en el ciclo de amplificación viral es de especial interés por su implicación en la endemización del virus.

4) Reforzar la vigilancia entomológica y la vigilancia en équidos que ha demostrado su utilidad como signo centinela de circulación viral y de la posible aparición de casos en humanos.

5) Reforzar las actividades de control vectorial en las áreas prioritarias.

6) Garantizar la seguridad de la sangre ante la posible aparición de casos de infección por VNO en humanos en España, mediante la aplicación de las medidas acordadas en el año 2010 por el Comité científico de seguridad transfusional. Asimismo, considerar la situación epidemiológica de las zonas de transmisión a humanos en otros países y mantener una actualización periódica de las zonas de exclusión de donantes.

7) Difundir el protocolo de vigilancia y de manejo de la enfermedad entre los médicos de atención primaria y especializada, fundamentalmente en las áreas donde se demuestra circulación viral, para favorecer el diagnóstico diferencial de fiebre por VNO. En las áreas de Andalucía donde se ha demostrado circulación viral a lo largo de los últimos años, es especialmente importante la difusión de información sobre esta enfermedad entre el personal sanitario en la temporada de transmisión.

8) Informar a la población de riesgo y promover medidas de protección individual frente a mosquitos en las áreas en las que se demuestre circulación viral.

CAPÍTULO 8

REFERENCIAS BIBLIOGRÁFICAS

- Bakonyi T, Jungbauer C, Aberle SW, Kolodziejek J, Dimmel K, Stiasny K, et al. (2017). Usutu virus infections among blood donors, Austria, July and August 2017 - Raising awareness for diagnostic challenges. *Euro Surveill.* 2017 Oct;22(41).

- Booth M. (2018). Climate Change and the Neglected Tropical Diseases. *Adv Parasitol.* 100:39-126.

- Brown, C. & Torres, A., Eds. (2008). - USAHA Foreign Animal Diseases, Seventh Edition. Committee of Foreign and Emerging Diseases of the US Animal Health Association. Boca Publications Group, Inc.

- Bunning, M.L., Bowen, R.A., Cropp, C.B., Sullivan, K.G., Davis, B.S., Komar, N., Godsey, M.S., Baker, D., Hettler, D.L., Holmes, D.A., Biggerstaff, B.J. y Mitchell, C.J. (2002). Experimental infection of horses with West Nile Virus. *Emerging Infectious Diseases* 12, 618-623.

- Calistri P, Giovannini A, Hubalek Z, Ionescu A, Monaco F, Savini G, et al. (2010). Epidemiología del Nilo Occidental en Europa y en la cuenca mediterránea. *Open Virol.* 2010; 4:29-37. https://doi.org/10.2174/1874357901004010029 PMID: 20517490

- Centers for Disease Control and Prevention. Laboratory-acquired West Nile virus infections-United States, 2002. MMWR Morb Mort Wkly Rep. 2002 Dec 20;51(50):1133-5.

- Dauphin, G. y Zientara, S. (2007). West Nile virus: Recent trends in diagnosis and vaccine development. *Vaccine* 25, 5563-5576.

- Decisión n° 2119/98/CE del Parlamento Europeo y del Consejo de 24 de septiembre de 1998 por la que se crea una red de vigilancia epidemiológica y de control de las enfermedades transmisibles en la Comunidad.

- European Agency for the Evaluation of Medicinal Products. CPMP position statement on West Nile virus and plasma-derived medicinal products. London: European Agency for the Evaluation of Medicinal Products; 2003. Available from: http://www.ema.europa.eu/docs/en_GB/document_library/Position_statement/2009/09/WC500003789.pdf.

- European Directorate for the Quality of Medicines and HealthCare. Guide to the preparation, use and quality assurance of blood components, 19th Edition. Strasbourg: Council of Europe; 2017. Available from: http://www.ipst.pt/files/IPST/INFORMACAO_DOCUMENTACAO/EDQM_Blood_transfusion_guide_19ed_2017_pub_PUBSD-89.pdf.

- García-Bocanegra I, Arenas-Montes A, Napp S, Jaén-Téllez JA, Fernández-Morente M, Fernández-Molera V, Arenas A. (2012). Seroprevalence and risk factors associated to West Nile virus in horses from Andalusia, Southern

Spain. *Vet Microbiol.* 2012 Dec 7;160(3-4):341-6. doi: 10.1016/j.vetmic.2012.06.027. Epub 2012 Jun 26.

- García-Bocanegra I, Belkhiria J, Napp S, Cano-Terriza D, Jiménez-Ruiz S, Martínez-López B. (2018). Epidemiology and spatio-temporal analysis of West Nile virus in horses in Spain between 2010 and 2016. *Transbound Emerg Dis.* 2018 Apr;65(2):567-577. doi: 10.1111/tbed.12742. Epub 2017 Oct 16.

- García-Bocanegra I, Jaén-Téllez JA, Napp S, Arenas-Montes A, Fernández-Morente M, Fernández-Molera V, Arenas A. (2012). Monitoring of the West Nile virus epidemic in Spain between 2010 and 2011. *Transbound Emerg Dis.* 2012 Oct;59(5):448-55. doi: 10.1111/j.1865-1682.2011.01298.x. Epub 2011 Dec 30.

- García-Bocanegra I, Jaén-Téllez JA, Napp S, Arenas-Montes A, Fernández-Morente. M, Fernández-Molera V, Arenas A. (2010). West Nile fever outbreak in horses and humans, Spain, 2010. *Emerg Infect Dis.* 2011 Dec;17(12):2397-9. doi: 10.3201/eid1712.110651.

- Groen TA, L'Ambert G, Bellini R, Chaskopoulou A, Petric D, Zgomba M, et al. (2017). Ecología del virus del Nilo Occidental en cuatro países europeos: modelado empírico de la dinámica de abundancia de *Culex pipiens* en función del clima. *Vectores de parasit.* 2017; 10 (1): 524. https://doi.org/10.1186/s13071-017-2484-y   PMID: 29070056

- Hayes, E.B., Komar, N., Nasci, R.S., Montgomery, S.P., O'Leary, D.R. y Campbell, G.L. (2005). Epidemiology and transmission dynamics of West Nile Virus disease. *Emerging Infectious Diseases* 11, 1167-1173.

- Ostlund, E.N., Crom, R.L., Pedersen, D.D., Johnson, D.J., Williams, W.O. y Schmitt B.J. (2001). Equine West Nile encephalitis, United States. *Emerging Infectious Diseases* 7, 665-669.

- Paz S, Malkinson D, Green MS, Tsioni G, Papa A, Danis K, et al. (2013). Las temperaturas permisivas de verano de la fiebre del Nilo occidental europeo 2010 aumentan. Más uno. 2013; 8 (2): e56398. https://doi.org/10.1371/journal.pone.0056398 PMID: 23431374

- Pervanidou D, Detsis M, Danis K, Mellou K, Papanikolaou E, Terzaki I, et al. (2012). West Nile virus outbreak in humans, Greece, 2012: third consecutive year of local transmission. *Euro Surveill.* 2014 Apr 3;19(13).

- Petersen LR, Brault AC, Nasci RS. (2013). West Nile Virus: Review of the Literature. *JAMA.* 2013 Jul 17;310(3):308-15.

- Plan de Vigilancia de la Encefalitis del oeste del Nilo. 2020. West Nile en España. MAPA.

- Programa de Vigilancia Fiebre del Nilo Occidental. 2021. West Nile Fever. España. MAPA.

- Rebollo B, Sarraseca J, Lecollinet S, Abouchoaib N, Alonso J, García-Bocanegra I, Sanz AJ, Venteo Á, Jiménez-Clavero MA. (2018). Monitoring Anti-NS1 Antibodies in West Nile Virus-Infected and Vaccinated Horses. *Biomed Res Int.* 2018 doi: 10.1155/2018/8309816. eCollection 2018.

- Saegerman C, Alba-Casals A, García-Bocanegra I, Dal Pozzo F, van Galen G. (2016). Clinical Sentinel Surveillance of Equine West Nile Fever, Spain. *Transbound Emerg Dis*. 2016 Apr;63(2):184-93. doi: 10.1111/tbed.12243. Epub 2014 Jun 5.

- Sambri V, Capobianchi M, Charrel R, Fyodorova M, Gaibani P, Gould E, et al. (2013). El virus del Nilo occidental en Europa: emergencia, epidemiología, diagnóstico, tratamiento y prevención. *Clin Microbiol Infect*. 2013; 19 (8):699-704. https://doi.org/10.1111/1469-0691.12211 PMID: 23594175

- Servicio de Cambio Climático de Copérnico. Resúmenes mensuales de precipitación, humedad relativa y humedad del suelo 2018. [Consultado el 31 de julio de 2018]. Disponible en: https://climate.copernicus.eu/monthly-summaries-precipitation-relative-humidity-and-soil-moisture

- Tran A, Sudre B, Paz S, Rossi M, Desbrosse A, Chevalier V, et al. (2014). Predictores ambientales del riesgo de fiebre del Nilo Occidental en Europa. *Int J Health Geogr*. 2014; 13 (1): 26. https://doi.org/10.1186/1476-072X-13-26 PMID: 24986363

- Vega García, S., Marín Orenga, C., Astorga Márquez, R.J. 2019. Fiebre del oeste del Nilo (Módulo 3, Capítulo 12.7). *En*: One Health, cambio climático, contaminación ambiental y el impacto sobre la salud humana y animal. Zaragoza (España). Amazing Books. 2019. PP. 389-430.

- Vogels C, Göertz G, Pijlman G, Koenraadt C. (2017). Vector competence of northern and southern European Culex pipiens mosquitoes for West Nile virus across a gradient of temperatures. *Med Vet Entomol.* 2017 Dec;31(4):358-364.

- Vogels CB, Göertz GP, Pijlman GP, Koenraadt CJ. (2017). Vector competence of European mosquitoes for West Nile virus. *Emerg Microbes Infect.* 2017 Nov 8;6(11): e96.

- Vogels CBF, Göertz GP, Pijlman GP, Koenraadt CJM. (2017). Competencia de vectores de los mosquitos *Culex pipiens* del norte y sur de Europa para el virus del Nilo Occidental en un gradiente de temperaturas *Med Vet Entomol.* 2017; 31 (4): 358-64. https://doi.org/10.1111/mve.12251   PMID: 28752627

- Zehender G, Veo C, Ebranati E, Carta V, Rovida F, Percivalle E, et al. (2017). Reconstruyendo la reciente epidemia del linaje 2 del virus del Nilo occidental en Europa e Italia utilizando una filogeografía discreta y continua. Más uno. 2017; 12 (7): e0179679. https://doi.org/10.1371/journal.pone.0179679 PMID: 28678837

- Zehender G, Veo C, Ebranati E, Carta V, Rovida F, Percivalle E, et al. (2017). Reconstructing the recent West Nile virus lineage 2 epidemic in Europe and Italy using discrete and continuous phylogeography. *PLoS One.* 2017 Jul 5;12(7): e0179679.

- Zeller HG, Schuffenecker I. (2004). Virus del Nilo Occidental: una visión general de su propagación en Europa y la cuenca del Mediterráneo en contraste con su propagación en las Américas. *Eur J Clin Microbiol Infect Dis.* 2004; 23 (3): 147-56. https://doi.org/10.1007/s10096-003-1085-1 PMID: 14986160

CAPÍTULO 9

ENLACES DE INTERÉS

CAPÍTULO 9

ENLACES DE INTERÉS

Organización Mundial de la Salud (OMS, WHO):

http://www.who.int/es/

- *WHO West Nile*

https://www.who.int/es/news-room/fact-sheets/detail/west-nile-virus

- *OMS-Europa*

https://www.euro.who.int/en/home

- *Boletines de información*

http://www.who.int/bulletin/es/

Agencias de Salud Pública Internacionales:

- *Centers for Disease Control and Prevention (CDC)*

http://www.cdc.gov/

- *European Centre for Disease Control (ECDC)*

https://www.ecdc.europa.eu/en/west-nile-virus-infection

- *Organización Mundial de la Sanidad Animal (OIE)*

https://www.oie.int/es/

Redes de Salud Pública Nacionales e Internacionales:

- RASVE

https://servicio.mapama.gob.es/rasve/Acceso.aspx

- EPISOUTH

http://www.episouth.org/

- Centro de Coordinación de Alertas y Emergencias Sanitarias (CCAES)

https://www.mscbs.gob.es/profesionales/saludPublica/ccayes/home.htm

- Red Nacional de Vigilancia Epidemiológica (RENAVE)

https://www.isciii.es/QueHacemos/Servicios/VigilanciaSaludPublicaRENAVE/RENAVE/Paginas/default.aspx

Organismos de la Administración General del Estado:

- Ministerio de Agricultura, Pesca y Alimentación

https://www.mapa.gob.es/es/

- Ministerio de Sanidad, Consumo y Bienestar Social

https://www.mscbs.gob.es/

- Instituto de Salud Carlos III, Centro Nacional de Epidemiología

https://cnecovid.isciii.es/

Ejercicios de simulación sanitaria (RASVE):

https://www.sanidadanimal.info/descargas/SIMULACRO_WN/

Papel con certificación PEFC

Compromiso de reciclaje

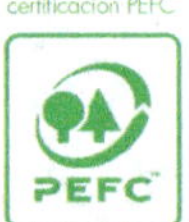